KB268266

Pan de vida
365 días

Compilado por *Sam Sun Lee*

Editorial Woomter Media

Pan de vida

365 días

Pan de vida, 365 días

Impresión de la primera edición 27 de abril de 2011

Publicación de la primera edición 30 de abril de 2011

Inscripto con el número 401-6-0288, 1995.09.22

Dirección Seúl Mapogu DaeHungDong 165-3

Teléfono 02-926-4094   Fax 02-926-4097

Edición Chung Yong Ki

Umter Media 2006 Printed In Korea

INDICE

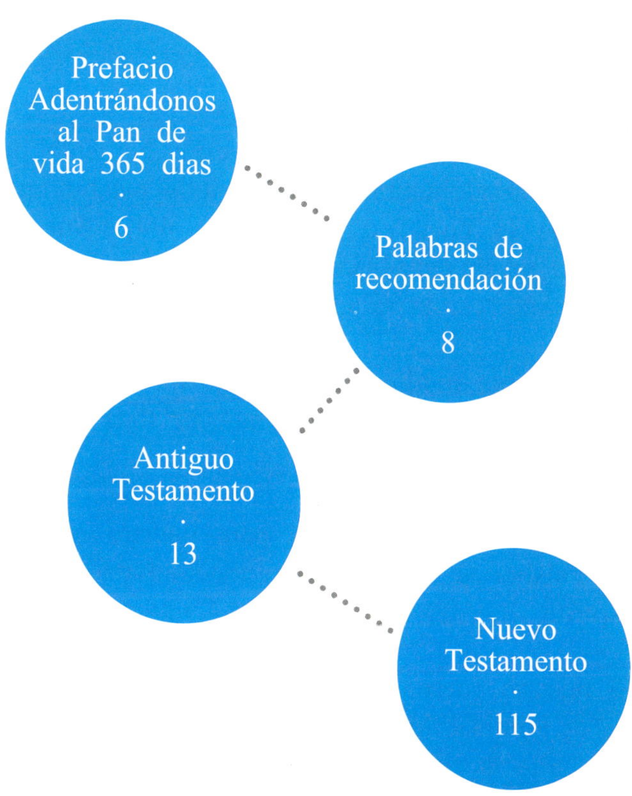

Adentrándonos al Pan de vida, 365 días

El Señor Jesús dijo "Escrito está: No sólo de pan vivirá el hombre, sino de toda palabra que sale de la boca de Dios." (Mt 4:4). Nuestro cuerpo se alimenta cada día de diversas comidas para conservar la salud y la vida.

Del mismo modo, nuestro espíritu obtiene la salud de escuchar, leer y practicar toda palabra que sale de la boca de Dios.

Toda comida es alimento para nuestro cuerpo. La Palabra de Dios es el alimento para nuestro espíritu.

Si nuestro cuerpo no se alimenta continuamente de la comida, los seres humanos no podríamos conservar la vida. Así también, si en nuestra vida de fe no nos alimentamos del alimento espiritual, carecemos de vida espiritual. Suspendemos nuestra comunión espiritual con Dios.

Así como nosotros vivimos alimentándonos de la comida los 365 días, debemos alimentarnos los 365 días de la Palabra de Dios, que es el alimento espiritual, para que podamos ser espiritualmente saludables, y nos vaya bien en todo (3Jn 1:2).

Por la gracia de Dios este modesto servidor ha tenido el agrado de editar y publicar el Pan de vida, 365 días, para la bendición del pueblo de Dios y para la gloria de Dios. A su vez, ruego para que sea de agua viva para las almas que tienen sed espiritual.

Pastor Sam Sun Lee,
misionero en Argentina y rector de Universidad
Shepherd para América Latina

Palabras sobre el libro del Dr. Lee, Pan de Vida:

Pan de Vida, podria llamarse tambièn: La Biblia Abreviada. El autor simplemente pone al alcance del lector los principales versiculos de este maravilloso Libro. No es un libro doctrinario ni teológico, sino simplemente da el contenido abreviado de las Escrituras Sagradas del Antiguo y nuevo Testamento, eligiendo los textos mas significativos. Este pequeño libro, a uno que no puede leer toda la Biblia, le da una visión bastante aproximada de su contenido. Juan Carlos Ortiz.

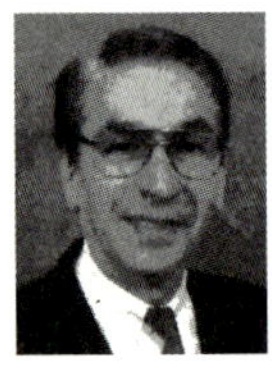

Dr. Juan Carlos Ortíz

Nació en 1934
Argentino, pero ahora viviendo en los Estados Unidos hace más de 30 años.

- Doctor en Teología **(Th.D)**
- Doctor en Filosofía **(Ph.D)**
- Doctor en Divinidad **(D.D)**
- California,LA,USA, Catedral de Cristal de Garden Grove (*Pastor Senior*)
- Shepherd University, California,LA,USA (*Presidente de la Facultad de Teología*)
- Visitó más de 35 veces Corea del Sur para enseñar en conferencias.
- Autor del libro *"Discípulo"* y muchos libros mas···

Prólogo

Acerca de Pan de Vida de 365 días.

Jesús dijo "Él respondió y dijo: Escrito está: No sólo de pan vivirá el hombre, sino de toda palabra que sale de la boca de Dios."(Mt 4:4).

Para mantenernos saludables y vivos necesitamos ingerir diversos alimentos todos los días.

Del mismo modo, nuestro espíritu necesita escuchar, leer y aplicar todas las palabras que salen de la boca de Dios para que seamos espiritualmente saludables. La comida es el alimento para nuestro cuerpo, y la Palabra de Dios es el alimento para nuestra alma.

Si no ingerimos continuamente los alimentos para nuestro cuerpo, no podemos mantenernos vivos. Y de igual modo, si en nuestra vida cristiana alguien no se provee de alimento espiritual, carece de vida espiritual. Se interrumpe su comunión espiritual con Dios.

Así como vivimos los 365 días alimentándonos físicamente, también necesitamos alimentarnos espiritualmente con la Palabra de Dios los 365 días, para ser espiritualmente saludables y prosperar en todo (3Jn 1:2).

Por la gracia de Dios, este humilde servidor ha tenido el honor de recopilar pasajes selectos de Pan de Vida de los 365 días, para la bendición del amado pueblo de Dios, y glorifico al Señor. A su vez ruego sinceramente para que pueda ser agua viva que sacie por la eternidad a los corazones sedientos.

Pan de Vida, 365 días, recopila los pasajes más importantes desde Génesis 1:1 a Apocalipsis 22:21, según el orden bíblico.

1) Pan de Vida está organizado según el orden bíblico para facilitar su búsqueda.
2) Pan de Vida está organizado por temas para facilitar la compresión del contenido.
3) Pan de Vida permite buscar fácilmente los pasajes en tiempos ocupados.
4) Pan de Vida es breve y fácil de llevar para que pueda leer en donde sea.

5) Pan de Vida es idóneo para usar sus títulos y versículos como temas de sermones.

6) Pan de Vida es idóneo para uso evangelístico (Mt 28:19-20).

7) Pan de Vida es portable, para permanecer siempre en la Palabra espiritual (Jn 15:5-7).

8) Pan de Vida está compuesto por 1365 versículos, y clasificado por 1000 títulos.

9) Pan de Vida está traducida al inglés y al español.

Agradezco a todos los pastores y misioneros que nos alentaron y apoyaron, a todos los integrantes de la Misión Pablo y a los demás creyentes, para la publicación de Pan de Vida para los 365 días.

Recopilación: pastor Lee Sam Sun (Misionero en Argentina, rector de Universidad Shepherd de América Latina).

Traducción: pastor Kim Im Soo.

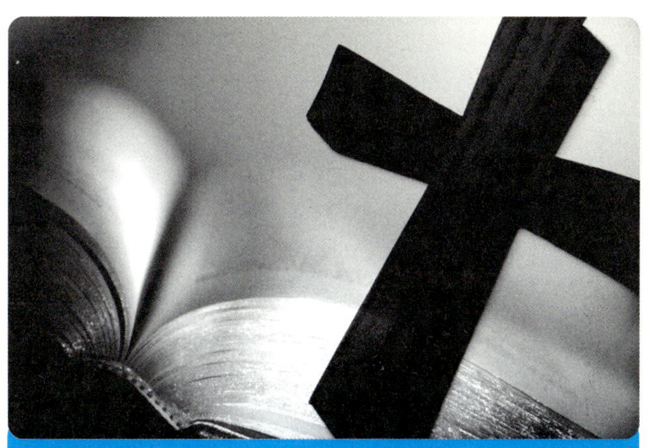

Pan de Vida 365 días

| Antiguo Testamento |

Creación del mundo: "En el principio creó Dios los cielos y la tierra." (Gn 1:1)

Dios se alegra tras crear el mundo en seis días: "Y dijo Dios: Sea la luz; y fue la luz." (Gn 1:3)

"Dijo también Dios: Júntense las aguas que están debajo de los cielos en un lugar, y descúbrase lo seco. Y fue así." (Gn 1:9)

"E hizo Dios animales de la tierra según su género, y ganado según su género, y todo animal que se arrastra sobre la tierra según su especie. Y vio Dios que era bueno." (Gn 1:25)

"Y vio Dios todo lo que había hecho, y he aquí que era bueno en gran manera. Y fue la tarde y la mañana el día sexto." (Gn 1:31)

Creación: "Y vio Dios todo lo que había hecho, y he aquí que era bueno en gran manera. Y fue la tarde y la mañana el día sexto." (Gn 1:26)

Dios creó al hombre a su imagen y semejanza: "Entonces Jehová Dios formó al hombre del polvo de la tierra, y sopló en su nariz aliento de vida, y fue el hombre un ser viviente.." (Gn 1:7)

"Y creó Dios al hombre a su imagen, a imagen de Dios lo creó; varón y hembra los creó." (Gn 1:27)

Dios bendice a la humanidad y le da el control de la creación: "Y los bendijo Dios, y les dijo: Fructificad y multiplicaos; llenad la tierra, y sojuzgadla, y señoread en los peces del mar, en las aves de los cielos, y en todas las bestias que se mueven sobre la tierra." (Gn 1:28)

Alimento del hombre: "Y dijo Dios: He aquí que os he dado toda planta que da semilla, que está sobre toda la tierra, y todo árbol en que hay fruto y que da semilla; os serán para comer." (Gn 1:29)

Alimento de los animales: "Y a toda bestia de la tierra, y a todas las aves de los cielos, y a todo lo que se arrastra sobre la tierra, en que hay vida, toda planta verde les será para comer. Y fue así." (Gn 1:30)

El jardín de Edén y el mandato de Dios: "Tomó, pues, Jehová Dios al hombre, y lo puso en el huerto de Edén, para que lo labrara y lo guardase. Y mandó Jehová Dios al hombre, diciendo: De todo árbol del huerto podrás comer; mas del árbol de la ciencia del bien y del mal no comerás; porque el día que de él comieres, ciertamente morirás." (Gn 2:15-17)

Dios forma a la mujer con la costilla de Adán: "Entonces Jehová Dios hizo caer sueño profundo sobre Adán, y mientras éste dormía, tomó una de sus costillas, y cerró la carne en su lugar. Y de la costilla que Jehová Dios tomó del hombre, hizo una mujer, y la trajo al hombre. Dijo entonces Adán: Esto es ahora hueso de mis huesos y carne de mi carne; ésta será llamada Varona, porque del varón fue tomada." (Gn 2:21-23)

El varón dejará a sus padres para unirse en un solo cuerpo con su esposa: "Por tanto, dejará el hombre a su padre y a su madre, y se unirá a su mujer, y serán una sola carne." (Gn 2:24)

Por la tentación de Satanás entra al mundo el pecado de la desobediencia: "sino que sabe Dios que el día que comáis de él, serán abiertos vuestros ojos, y seréis como Dios, sabiendo el bien y el mal. Y vio la mujer que el árbol era bueno para comer, y que era agradable a los ojos, y árbol codiciable para alcanzar la sabiduría; y tomó de su fruto, y comió; y dio también a su marido, el cual comió así como ella." (Gn 3.5-6)

Pecado y castigo: "Y pondré enemistad entre ti y la mujer, y entre tu simiente y la simiente suya; ésta te herirá en la cabeza, y tú le herirás en el calcañar." (Gn 3.15)

La humanidad recibe la retribución del pecado:

"A la mujer dijo: Multiplicaré en gran manera los dolores en tus preñeces; con dolor darás a luz los hijos; y tu deseo será para tu marido, y él se enseñoreará de ti." (Gn 3:16)

Con dolor comerás todos los días de tu vida: "Y al hombre dijo: Por cuanto obedeciste a la voz de tu mujer, y comiste del árbol de que te mandé diciendo: No comerás de él; maldita será la tierra por tu causa; con dolor comerás de ella todos los días de tu vida." (Gn 3:17)

Espinos y cardos en la tierra: "Espinos y cardos te producirá, y comerás plantas del campo." (Gn 3:18)

Polvo eres y al polvo volverás: "Con el sudor de tu rostro comerás el pan hasta que vuelvas a la tierra, porque de ella fuiste tomado; pues polvo eres, y al polvo volverás." (Gn 3:19)

Noé y el diluvio: Y vio Jehová que la maldad de los hombres era mucha en la tierra, y que todo designio de los pensamientos del corazón de ellos era de continuo solamente el mal. Y se arrepintió Jehová de haber hecho hombre en la tierra, y le dolió en su corazón. Y dijo Jehová:

Raeré de sobre la faz de la tierra a los hombres que he creado, desde el hombre hasta la bestia, y hasta el reptil y las aves del cielo; pues me arrepiento de haberlos hecho. (Gn 6:5-7)

Dios de todas las cosas de la tierra: "Y fue el diluvio cuarenta días sobre la tierra; y las aguas crecieron, y alzaron el arca, y se elevó sobre la tierra." (Gn 7:17)

"Así fue destruido todo ser que vivía sobre la faz de la tierra, desde el hombre hasta la bestia, los reptiles, y las aves del cielo; y fueron raídos de la tierra, y quedó solamente Noé, y los que con él estaban en el arca. Y prevalecieron las aguas sobre la tierra ciento cincuenta días." (Gn 7:23-24)

Dios bendice a Noé: "Bendijo Dios a Noé y a sus hijos, y les dijo: Fructificad y multiplicaos, y llenad la tierra. El temor y el miedo de vosotros estarán sobre todo animal de la tierra, y sobre toda ave de los cielos, en todo lo que se mueva sobre la tierra, y en todos los peces del mar; en vuestra mano son entregados." (Gn 9:1-2)

Los animales son provistos como alimento para el hombre: "Todo lo que se mueve y vive, os será para mantenimiento: así como las legumbres y plantas verdes, os lo he dado todo." (Gn 9:3)

La sangre es vida, no comeréis: "Pero carne con su vida, que es su sangre, no comeréis. Porque ciertamente demandaré la sangre de vuestras vidas; de mano de todo animal la demandaré, y de mano del hombre; de mano del varón su hermano demandaré la vida del hombre." (Gn 9:4-5)

Arco Iris, pacto de Dios: "Mi arco he puesto en las nubes, el cual será por señal del pacto entre mí y la tierra." (Gn 9:13)

"Estará el arco en las nubes, y lo veré, y me acordaré del pacto perpetuo entre Dios y todo ser viviente, con toda carne que hay sobre la tierra." (Gn 9:16)

El mandato de Dios a Abraham: "Pero Jehová había dicho a Abram: Vete de tu tierra y de tu parentela, y de la casa de tu padre, a la tierra que te mostraré." (Gn 12:1)

Bendición y pacto: "Y haré de ti una nación grande, y te bendeciré, y engrandeceré tu nombre, y serás bendición. Bendeciré a los que te bendijeren, y a los que te maldijeren maldeciré; y serán benditas en ti todas las familias de la tierra." (Gn 12:2-3)

Dios concede a Abraham un hijo de fe: "de cierto te bendeciré, y multiplicaré tu descendencia como las estrellas del cielo y como la arena que está a la orilla del mar; y tu descendencia poseerá las puertas de sus enemigos. En tu simiente serán benditas todas las naciones de la tierra, por cuanto obedeciste a mi voz." (Gn 22:17-18)

Circuncisión, pacto de Dios: "Éste es mi pacto, que guardaréis entre mí y vosotros y tu descendencia después de ti: Será circuncidado todo varón de entre vosotros. Circuncidaréis, pues, la carne de vuestro prepucio, y será por señal del pacto entre mí y vosotros." (Gn 17:10-11)

"Y el varón incircunciso, el que no hubiere circuncidado la carne de su prepucio, aquella persona será cortada de su pueblo; ha violado mi pacto." (Gn 17:14)

Consideraron como burla la advertencia de la destrucción de Sodoma y Gomorra: "Entonces salió Lot y habló a sus yernos, los que habían de tomar sus hijas, y les dijo: Levantaos, salid de este lugar; porque Jehová va a destruir esta ciudad. Mas pareció a sus yernos como que se burlaba." (Gn 19:14)

Jehová destruyó todas las cosas de Sodoma y Gomorra: "y destruyó las ciudades, y toda aquella llanura, con todos los moradores de aquellas ciudades, y el fruto de la tierra." (Gn 19:25)

La mujer de Lot se convierte en estatua de sal: "Entonces la mujer de Lot miró atrás, a espaldas de él, y se volvió estatua de sal." (Gn 19:26)

Jehová Dios ordena ofrecer al unigénito Isaa en holocausto: "Y dijo: Toma ahora tu hijo, tu único, Isaac, a quien amas, y vete a tierra de Moriah, y ofrécelo allí en holocausto sobre uno de los montes que yo te diré." (Gn 22:2)

Dios prueba la fe de Abraham: "Y dijo: No extiendas tu mano sobre el muchacho, ni le hagas nada; porque ya conozco que temes a Dios, por cuanto no me rehusaste tu hijo, tu único." (Gn 22:12)

A través de la descendencia de Abraham todas las naciones serán bendecidas: "En tu simiente serán benditas todas las naciones de la tierra, por cuanto obedeciste a mi voz." (Gn 22:18)

El nombre de Jacob es cambiado por Israel: "Y el varón le dijo: No se dirá más tu nombre Jacob, sino Israel; porque has luchado con Dios y con los hombres, y has vencido." (Gn 32:28)

Dios está con José: "Y vio su amo que Jehová estaba con él, y que todo lo que él hacía, Jehová lo hacía prosperar en su mano" (Gn 39:3)

El padrón recibe la bendición de Dios a causa de José: "Y aconteció que desde cuando le dio el encargo de su casa y de todo lo que tenía, Jehová bendijo la casa del egipcio a causa de José, y la bendición de Jehová estaba sobre todo lo que tenía, así en casa como en el campo." (Gn 39:5)

El padrón encomienda a José el cuidado de todos sus bienes: "Y dejó todo lo que tenía en mano de José, y con él no se preocupaba de cosa alguna sino del pan que comía. Y era José de hermoso semblante y bella presencia." (Gn 39:6)

La esposa del padrón tienta a José: "Aconteció después de esto, que la mujer de su amo puso sus ojos en José, y dijo: Duerme conmigo. Y él no quiso, y dijo a la mujer de su amo: He aquí que mi señor no se preocupa conmigo de lo que hay en casa, y ha puesto en mi mano todo lo que tiene." (Gn 39:7-8)

¿Cómo pecaría contra Dios?: "No hay otro mayor que yo en esta casa, y ninguna cosa me ha reservado sino a ti, por cuanto tú eres su mujer; ¿cómo, pues, haría yo este grande mal, y pecaría contra Dios?" (Gn 39:9)

José comprende humildemente la voluntad de Dios: "Y Dios me envió delante de vosotros, para preservaros posteridad sobre la tierra, y para daros vida por medio de gran liberación. Así, pues, no me enviasteis acá vosotros, sino Dios, que me ha puesto por padre de Faraón y por señor de toda su casa, y por gobernador en toda la tierra de Egipto." (Gn 45:7-8)

Quita tus calzados porque es tierra sagrada: "Y dijo: No te acerques; quita tu calzado de tus pies, porque el lugar en que tú estás, tierra santa es." (Ex 3:5)

Yo soy el que soy: "Y respondió Dios a Moisés: YO SOY EL QUE SOY. Y dijo: Así dirás a los hijos de Israel: YO SOY me envió a vosotros." (Ex 3:14)

Dios hace milagros con lo que tengo: "Y Jehová dijo: ¿Qué es eso que tienes en tu mano? Y él respondió: Una vara. Él le dijo: Échala en tierra. Y él la echó en tierra, y se hizo una culebra; y Moisés huía de ella. Entonces dijo Jehová a Moisés: Extiende tu mano, y tómala por la cola. Y él extendió su mano, y la tomó, y se volvió vara en su mano." (Ex 4:2-4)

Solo basta con obedecer el mandato de Dios: "Entonces dijo Moisés a Jehová: ¡Ay, Señor! nunca he sido hombre de fácil palabra, ni antes, ni desde que tú hablas a tu siervo; porque soy tardo en el habla y torpe de lengua. Y Jehová le respondió: ¿Quién dio la boca al hombre? ¿o quién hizo al mudo y al sordo, al que ve y al ciego? ¿No soy yo Jehová?" (Ex 4:10-11)

Te enseñaré lo que hayas de hayáis de hacer: "Ahora pues, ve, y yo estaré con tu boca, y te enseñaré lo que hayas de hablar." (Ex 4:12)

"Tú hablarás a él, y pondrás en su boca las palabras, y yo estaré con tu boca y con la suya, y os enseñaré lo que hayáis de hacer." (Ex 4:15)

Guardar el día sagrado: "El primer día habrá santa convocación, y asimismo en el séptimo día tendréis una santa convocación; ninguna obra se hará en ellos, excepto solamente que preparéis lo que cada cual haya de comer." (Ex 12:16)

Dios los guló con la columna de nube en el día, y con la columna de fuego en la noche: "Y Jehová iba delante de ellos de día en una columna de nube para guiarlos por el camino, y de noche en una columna de fuego para alumbrarles, a fin de que anduviesen de día y de noche. Nunca se apartó de delante del pueblo la columna de nube de día, ni de noche la columna de fuego." (Ex 13:21-22)

Milagro de la división del Mar Rojo: "Y tú alza tu vara, y extiende tu mano sobre el mar, y divídelo, y entren los hijos de Israel por en medio del mar, en seco." (Ex 14:16)

"Y extendió Moisés su mano sobre el mar, e hizo Jehová que el mar se retirase por recio viento oriental toda aquella noche; y volvió el mar en seco, y las aguas quedaron divididas." (Ex 14:21)

Oye atentamente, haz lo recto, y presta oído a los mandamientos: "y dijo: Si oyeres atentamente la voz de Jehová tu Dios, e hicieres lo recto delante de sus ojos, y dieres oído a sus mandamientos, y guardares todos sus estatutos, ninguna enfermedad de las que envié a los egipcios te enviaré a ti; porque yo soy Jehová tu sanador." (Ex 15:26)

Dios alimenta en el desierto a su pueblo escogido: "Y venida la tarde, subieron codornices que cubrieron el campamento; y por la mañana descendió rocío en derredor del campamento. Y cuando el rocío cesó de descender, he aquí sobre la faz del desierto una cosa menuda, redonda, menuda como una escarcha sobre la tierra. Y viéndolo los hijos de Israel, se dijeron unos a otros: ¿Qué es esto? porque no sabían qué era. Entonces Moisés les dijo: Es el pan que Jehová os da para comer." (EX 16:13-15)

Dios los alimenta durante 40 años: "Así comieron los hijos de Israel maná cuarenta años, hasta que llegaron a tierra habitada; maná comieron hasta que llegaron a los límites de la tierra de Canaán." (Ex 16:35)

Escribió los Diez mandamiento en las dos tablas de piedra y me las dio: "Estas palabras habló Jehová a toda vuestra congregación en el monte, de en medio del fuego, de la nube y de la oscuridad, a gran voz; y no añadió más. Y las escribió en dos tablas de piedra, las cuales me dio a mí." (Dt 5:22)

Mandamiento 1: "No tendrás dioses ajenos delante de mí." (Ex 20:3)

Mandamiento 2: "No te harás imagen, ni ninguna semejanza de lo que esté arriba en el cielo, ni abajo en la tierra, ni en las aguas debajo de la tierra. No te inclinarás a ellas, ni las honrarás; porque yo soy Jehová tu Dios, fuerte, celoso, que visito la maldad de los padres sobre los hijos hasta la tercera y cuarta generación de los que me aborrecen, y hago misericordia a millares, a los que me aman y guardan mis mandamientos." (Ex 20:4-6)

Mandamiento 3: "No tomarás el nombre de Jehová tu Dios en vano; porque no dará por inocente Jehová al que tomare su nombre en vano." (Ex 20:7)

Mandamiento 4: "Acuérdate del día de reposo para santificarlo. Seis días trabajarás, y harás toda tu obra; mas el séptimo día es reposo para Jehová tu Dios; no hagas en él obra alguna, tú, ni tu hijo, ni tu hija, ni tu siervo, ni tu criada, ni tu bestia, ni tu extranjero que está dentro de tus puertas. Porque en seis días hizo Jehová los cielos y la tierra, el mar, y todas las cosas que en ellos hay, y reposó en el séptimo día; por tanto, Jehová bendijo el día de reposo y lo santificó." (Ex 20:8-11)

Los deberes del hombre con el hombre:
Mandamiento 5: "Honra a tu padre y a tu madre, para que tus días se alarguen en la tierra que Jehová tu Dios te da." (Ex 20:12)

Mandamiento 6: "No matarás." (Ex 20:13)

Mandamiento 7: "No cometerás adulterio." (Ex 20:14)

Mandamiento 8: "No hurtarás." (Ex 20:15)

Mandamiento 9: "No hablarás contra tu prójimo falso testimonio." (Ex 20:16)

Mandamiento 10: "No codiciarás la casa de tu prójimo, no codiciarás la mujer de tu prójimo, ni su siervo, ni su criada, ni su buey, ni su asno, ni cosa alguna de tu prójimo." (Ex 20:17)

Da prestado y no cobres intereses: "Si el dueño estaba presente no la pagará. Si era alquilada, reciba el dueño el alquiler." (Ex 22:25)

No aceptes soborno: "No recibirás presente; porque el presente ciega a los que ven, y pervierte las palabras de los justos." (Ex 23:8)

El que sirve a Dios será bendecido y protegido de enfermedades: "Mas a Jehová vuestro Dios serviréis, y él bendecirá tu pan y tus aguas; y yo quitaré toda enfermedad de en medio de ti." (Ex 23:25)

Dios guía a su pueblo: Y cuando la nube se alzaba del tabernáculo, los hijos de Israel se movían en todas sus jornadas; pero si la nube no se alzaba, no se movían hasta el día en que ella se alzaba. Porque la nube de Jehová estaba de día sobre el tabernáculo, y el fuego estaba de noche sobre él, a vista de toda la casa de Israel, en todas sus jornadas." (Ex 40:36-38)

Dios oye la oración del sacerdote: "Y el sacerdote hará expiación por él delante de

Jehová, y obtendrá perdón de cualquiera de todas las cosas en que suele ofender." (Lv 6:7)

"Y entraron Moisés y Aarón en el tabernáculo de reunión, y salieron y bendijeron al pueblo; y la gloria de Jehová se apareció a todo el pueblo." (Lv 9:23)

El fuego desciende y consume el holocausto del altar: "Después alzó Aarón sus manos hacia el pueblo y lo bendijo; y después de hacer la expiación, el holocausto y el sacrificio de paz, descendió." (Lv 9:22)

"Y salió fuego de delante de Jehová, y consumió el holocausto con las grosuras sobre el altar; y viéndolo todo el pueblo, alabaron, y se postraron sobre sus rostros." (Lv 9:24)

Aparten el lugar santo: "Tú, y tus hijos contigo, no bebcréis vino ni sidra cuando entréis en el tabernáculo de reunión, para que no muráis; estatuto perpetuo será para vuestras generaciones, para poder discernir entre lo santo y lo profano, y entre lo inmundo y lo limpio," (Lv 10:9-10)

No coman sangre ni grasa: "Habla a los hijos de Israel, diciendo: Ninguna grosura de buey ni de cordero ni de cabra comeréis." (Lv 7:23)

"Además, ninguna sangre comeréis en ningún lugar en donde habitéis, ni de aves ni de bestias. Cualquiera persona que comiere de alguna sangre, la tal persona será cortada de entre su pueblo." (Lv 7:26-27)

Sé reverente al entrar al templo: "Tú, y tus hijos contigo, no beberéis vino ni sidra cuando entréis en el tabernáculo de reunión, para que no muráis; estatuto perpetuo será para vuestras generaciones,"(Lv 10:9)

Sed santos, porque Dios es santo: "Porque yo soy Jehová, que os hago subir de la tierra de Egipto para ser vuestro Dios: seréis, pues, santos, porque yo soy santo." (Lv 11:45)

"Habla a toda la congregación de los hijos de Israel, y diles: Santos seréis, porque santo soy yo Jehová vuestro Dios." (Lv 19:2)

No jurarás falsamente en nombre de Dios: "Y no juraréis falsamente por mi nombre, profanando así el nombre de tu Dios. Yo Jehová." (Lv 19:12)

Prohibición de la homosexualidad: "No te echarás con varón como con mujer; es abominación." (Lv 18:22)

"Si alguno se ayuntare con varón como con mujer, abominación hicieron; ambos han de ser muertos; sobre ellos será su sangre." (Lv 20:13)

"No vestirá la mujer traje de hombre, ni el hombre vestirá ropa de mujer; porque abominación es a Jehová tu Dios cualquiera que esto hace." (Dt 22:5)

Bendición a los obedientes: "No haréis para vosotros ídolos, ni escultura, ni os levantaréis estatua, ni pondréis en vuestra tierra piedra pintada para inclinaros a ella; porque yo soy Jehová vuestro Dios." (Lv 26:1)

Si obedeces los mandamientos serás saciado: "Cinco cortinas estarán unidas una con la otra, y las otras cinco cortinas unidas una con la otra. Y harás lazadas de azul en la orilla de la última cortina de la primera unión; lo mismo harás en la orilla de la cortina de la segunda unión. Cincuenta lazadas harás en la primera cortina, y cincuenta lazadas harás en la orilla de la cortina que está en la segunda unión; las lazadas estarán contrapuestas la una a la otra." (Lv 26:2-5)

Castigo por la desobediencia: "Pero si no me oyereis, ni hiciereis todos estos mis mandamientos, y si desdeñareis mis decretos, y vuestra alma menospreciare mis estatutos, no ejecutando todos mis mandamientos, e invalidando mi pacto, yo también haré con vosotros esto: enviaré sobre vosotros terror, extenuación y calentura, que consuman los ojos y atormenten el alma; y sembraréis en vano vuestra semilla, porque vuestros enemigos la comerán." (Lv 26:14-16)

"Vuestra fuerza se consumirá en vano, porque vuestra tierra no dará su producto, y los árboles de la tierra no darán su fruto." (Lv 26:20)

Actitud hacia los pobres: "Y cuando tu hermano empobreciere y se acogiere a ti, tú lo ampararás; como forastero y extranjero vivirá contigo. No tomarás de él usura ni ganancia, sino tendrás temor de tu Dios, y tu hermano vivirá contigo. No le darás tu dinero a usura, ni tus víveres a ganancia." (Lv 25:35-37)

De Dios son los diez por cientos de la cosecha y de los animales: "Y todo diezmo de vacas o de ovejas, de todo lo que pasa bajo la vara, el diezmo será consagrado a Jehová." (Lv 27:30-32)

El sacerdote ha de bendecir a los creyentes de la siguiente forma: "Jehová te bendiga, y te guarde; Jehová haga resplandecer su rostro sobre ti, y tenga de ti misericordia; Jehová alce sobre ti su rostro, y ponga en ti paz. Y pondrán mi nombre sobre los hijos de Israel, y yo los bendeciré." (Nm 6:24-27)

Los que miraban a la serpiente de bronce: "Y Jehová dijo a Moisés: Hazte una serpiente ardiente, y ponla sobre una asta; y cualquiera que fuere mordido y mirare a ella, vivirá. Y Moisés hizo una serpiente de bronce, y la puso sobre una asta; y cuando alguna serpiente mordía a alguno, miraba a la serpiente de bronce, y vivía." (Nm 21:8-9)

Dios cumple fielmente su Palabra: "Dios no es hombre, para que mienta, Ni hijo de hombre para que se arrepienta. Él dijo, ¿y no hará? Habló, ¿y no lo ejecutará?" (Nm 23:19)

La bendición que Dios derrama sobre el sacerdote: "Jehová habló a Moisés, diciendo: Habla a Aarón y a sus hijos y diles: Así bendeciréis a los hijos de Israel, diciéndoles: Jehová te bendiga, y te guarde; Jehová haga resplandecer su rostro sobre ti, y tenga de ti misericordia; Jehová alce sobre ti su rostro, y ponga en ti paz.

Y pondrán mi nombre sobre los hijos de Israel, y yo los bendeciré." (Nm 6:22-27)

Si lo buscas de todo corazón y alma lo encontrarás: "Mas si desde allí buscares a Jehová tu Dios, lo hallarás, si lo buscares de todo tu corazón y de toda tu alma." (Dt 4:29)

Principio de bendición para la obediencia: "para que temas a Jehová tu Dios, guardando todos sus estatutos y sus mandamientos que yo te mando, tú, tu hijo, y el hijo de tu hijo, todos los días de tu vida, para que tus días sean prolongados." (Dt 6:2)

"Acontecerá que si oyeres atentamente la voz de Jehová tu Dios, para guardar y poner por obra todos sus mandamientos que yo te prescribo hoy, también Jehová tu Dios te exaltará sobre todas las naciones de la tierra." (Dt 28:1)

Graba la Palabra en tu corazón, e instruye a tus hijos: "Y estas palabras que yo te mando hoy, estarán sobre tu corazón; y las repetirás a tus hijos, y hablarás de ellas estando en tu casa, y andando por el camino, y al acostarte, y cuando te levantes. Y las atarás como una señal en tu mano, y estarán como frontales entre tus ojos; y las escribirás en los postes de tu casa, y en tus puertas." (Dt 6:6-9)

Si oyes y cuidas de ponerlos por obra, te multiplicarás en la tierra que fluye leche y miel: "Oye, pues, oh Israel, y cuida de ponerlos por obra, para que te vaya bien en la tierra que fluye leche y miel, y os multipliquéis, como te ha dicho Jehová el Dios de tus padres." (Dt 6:3)

Sirve a Dios con todo el corazón, con toda tu alma, y con todas tus fuerzas: "Y amarás a Jehová tu Dios de todo tu corazón, y de toda tu alma, y con todas tus fuerzas." (Dt 6:5)

Bendición a los obedientes: "Y vendrán sobre ti todas estas bendiciones, y te alcanzarán, si oyeres la voz de Jehová tu Dios. Bendito serás tú en la ciudad, y bendito tú en el campo." (Dt 28:2-3)

Bendito el fruto de tu vientre, el fruto de tu tierra, y el fruto de tus bestias: "Bendito el fruto de tu vientre, el fruto de tu tierra, el fruto de tus bestias, la cría de tus vacas y los rebaños de tus ovejas. Benditas serán tu canasta y tu artesa de amasar." (Dt 28:4-5)

Serás bendito en tu entrada y en tu salida: "Bendito serás en tu entrar, y bendito en tu salir." (Dt 28:6)

"Y si no te apartares de todas las palabras que yo te mando hoy, ni a diestra ni a siniestra, para ir tras dioses ajenos y servirles." (Dt 28:14)

Dios nos ha escogido: "Porque tú eres pueblo

santo para Jehová tu Dios; Jehová tu Dios te ha escogido para serle un pueblo especial, más que todos los pueblos que están sobre la tierra." (Dt 7:6)

No solo de pan vivirá el hombre: "Y te afligió, y te hizo tener hambre, y te sustentó con maná, comida que no conocías tú, ni tus padres la habían conocido, para hacerte saber que no sólo de pan vivirá el hombre, mas de todo lo que sale de la boca de Jehová vivirá el hombre. Tu vestido nunca se envejeció sobre ti, ni el pie se te ha hinchado en estos cuarenta años." (Dt 8:3-4)

Advertencia contra la desobediencia: "cuídate de no olvidarte de Jehová, que te sacó de la tierra de Egipto, de casa de servidumbre. A Jehová tu Dios temerás, y a él solo servirás, y por su nombre jurarás. No andaréis en pos de dioses ajenos, de los dioses de los pueblos que están en vuestros contornos; porque el Dios celoso, Jehová tu Dios, en medio de ti está; para que no se inflame el furor de Jehová tu Dios contra ti, y te destruya de sobre la tierra." (Dt 6:12-15)

La desobediencia a la Palabra de Dios acarrea maldición: "Pero acontecerá, si no oyeres la voz de Jehová tu Dios, para procurar cumplir todos sus mandamientos y sus estatutos que yo te intimo hoy, que vendrán sobre ti todas estas maldiciones, y te alcanzarán." (Dt 28:15)

Maldito serás en la ciudad y en el campo: "Maldito serás tú en la ciudad, y maldito en el campo. Maldita tu canasta, y tu artesa de amasar. Maldito el fruto de tu vientre, el fruto de tu tierra, la cría de tus vacas, y los rebaños de tus ovejas. Maldito serás en tu entrar, y maldito en tu salir." (Dt 28:16-19)

Tu mujer y tus bienes no serán tuyos: "Te desposarás con mujer, y otro varón dormirá con ella; edificarás casa, y no habitarás en ella; plantarás viña, y no la disfrutarás. Tu buey será matado delante de tus ojos, y tú no comerás de él; tu asno será arrebatado de delante de ti, y no te será devuelto; tus ovejas serán dadas a tus enemigos, y no tendrás quien te las rescate." (Dt 28:30-31)

Tus hijos serán arrebatados: "Tus hijos y tus

hijas serán entregados a otro pueblo, y tus ojos lo verán, y desfallecerán por ellos todo el día; y no habrá fuerza en tu mano. El fruto de tu tierra y de todo tu trabajo comerá pueblo que no conociste; y no serás sino oprimido y quebrantado todos los días." (Dt 28:32-33)

La desobediencia a la Palabra de Dios acarrean todas las maldiciones: "Y vendrán sobre ti todas estas maldiciones, y te perseguirán, y te alcanzarán hasta que perezcas; por cuanto no habrás atendido a la voz de Jehová tu Dios, para guardar sus mandamientos y sus estatutos, que él te mandó;" (Dt 28:45)

Delante de ti he puesto la vida y la muerte: "A los cielos y a la tierra llamo por testigos hoy contra vosotros, que os he puesto delante la vida y la muerte, la bendición y la maldición; escoge, pues, la vida, para que vivas tú y tu descendencia; amando a Jehová tu Dios, atendiendo a su voz, y siguiéndole a él; porque él es vida para ti, y prolongación de tus días; a fin de que habites sobre la tierra que juró Jehová a tus padres, Abraham, Isaac y Jacob, que les había de dar." (Dt 30:19-20)

La bendición de la vida, y el mal de la muerte: "Porque muy cerca de ti está la palabra, en tu boca y en tu corazón, para que la cumplas. Mira, yo he puesto delante de ti hoy la vida y el bien, la muerte y el mal;" (Dt 30:14-15)

Ama a Jehová y anda por su camino: "porque yo te mando hoy que ames a Jehová tu Dios, que andes en sus caminos, y guardes sus mandamientos, sus estatutos y sus decretos, para que vivas y seas multiplicado, y Jehová tu Dios te bendiga en la tierra a la cual entras para tomar posesión de ella." (Dt 30:16)

Si sirves y veneras otros diosos, tus días no serán largos: "Mas si tu corazón se apartare y no oyeres, y te dejares extraviar, y te inclinares a dioses ajenos y les sirvieres, yo os protesto hoy que de cierto pereceréis; no prolongaréis vuestros días sobre la tierra adonde vais, pasando el Jordán, para entrar en posesión de ella." (Dt 30:17-18)

Cumple con certeza tus votos: "Cuando haces voto a Jehová tu Dios, no tardes en pagarlo; porque ciertamente lo demandará Jehová tu Dios de ti, y sería pecado en ti." (Dt 23:21)

Cumple lo que ha salido de tus labios: "Pero lo que hubiere salido de tus labios, lo guardarás y lo cumplirás, conforme lo prometiste a Jehová tu Dios, pagando la ofrenda voluntaria que prometiste con tu boca." (Dt 23:23)

Si no te apartares a diestra ni a siniestra: "Solamente esfuérzate y sé muy valiente, para cuidar de hacer conforme a toda la ley que mi siervo Moisés te mandó; no te apartes de ella ni a diestra ni a siniestra, para que seas prosperado en todas las cosas que emprendas." (Jos 1:7)

Medita en la Palabra: "Nunca se apartará de tu boca este libro de la ley, sino que de día y de noche meditarás en él, para que guardes y hagas conforme a todo lo que en él está escrito; porque entonces harás prosperar tu camino, y todo te saldrá bien." (Jos 1:8)

Esfuérzate y sé valiente: "Mira que te mando que te esfuerces y seas valiente; no temas ni desmayes, porque Jehová tu Dios estará contigo en dondequiera que vayas." (Jos 1:9)

No temas y entra a las aguas del río: "Tú, pues, mandarás a los sacerdotes que llevan el arca del pacto, diciendo: Cuando hayáis entrado hasta el borde del agua del Jordán, pararéis en el Jordán." (Jos 3:8)

Derrumbe de la ciudad de Jericó: "Y cuando los sacerdotes tocaron las bocinas la séptima vez, Josué dijo al pueblo: Gritad, porque Jehová os ha entregado la ciudad." (Jos 6:16)

"Entonces el pueblo gritó, y los sacerdotes tocaron las bocinas; y aconteció que cuando el pueblo hubo oído el sonido de la bocina, gritó con gran vocerío, y el muro se derrumbó. El pueblo subió luego a la ciudad, cada uno derecho hacia adelante, y la tomaron." (Jos 6:20)

Cargo de sacerdote: "Pero los levitas ninguna parte tienen entre vosotros, porque el sacerdocio de Jehová es la heredad de ellos; Gad también y Rubén, y la media tribu de Manasés, ya han recibido su heredad al otro lado del Jordán al oriente, la cual les dio Moisés siervo de Jehová." (Jos 18:7)

Respuesta de las promesas: "No faltó palabra

de todas las buenas promesas que Jehová había hecho a la casa de Israel; todo se cumplió." (Jos 21:45)

La integridad de Rut: "Respondió Rut: No me ruegues que te deje, y me aparte de ti; porque a dondequiera que tú fueres, iré yo, y dondequiera que vivieres, viviré. Tu pueblo será mi pueblo, y tu Dios mi Dios." (Rut 1:16)

Donde tú murieres, moriré yo: "Donde tú murieres, moriré yo, y allí seré sepultada; así me haga Jehová, y aun me añada, que sólo la muerte hará separación entre nosotras dos. Y viendo Noemí que estaba tan resuelta a ir con ella, no dijo más." (Rut 1:17-18)

La oración de Ana: "ella con amargura de alma oró a Jehová, y lloró abundantemente. E hizo voto, diciendo: Jehová de los ejércitos, si te dignares mirar a la aflicción de tu sierva, y te acordares de mí, y no te olvidares de tu sierva, sino que dieres a tu sierva un hijo varón, yo lo dedicaré a Jehová todos los días de su vida, y no pasará navaja sobre su cabeza." (1S 1:10-11)

La confesión de Ana a Dios: "Los saciados se alquilaron por pan, Y los hambrientos dejaron de tener hambre; Hasta la estéril ha dado a luz siete, Y la que tenía muchos hijos languidece. Jehová mata, y él da vida; Él hace descender al Seol, y hace subir." (1S 2:5-6)

La riqueza y la pobreza dependen de Dios: "Jehová empobrece, y él enriquece; Abate, y enaltece. Él levanta del polvo al pobre, Y del muladar exalta al menesteroso, Para hacerle sentarse con príncipes y heredar un sitio de honor. Porque de Jehová son las columnas de la tierra, Y él afirmó sobre ellas el mundo." (1S 2:7-8)

La obediencia es mejor que el sacrificio: "Y Samuel dijo: ¿Se complace Jehová tanto en los holocaustos y víctimas, como en que se obedezca a las palabras de Jehová? Ciertamente el obedecer es mejor que los sacrificios, y el prestar atención que la grosura de los carneros." (1S 15:22)

Los últimos deseos de David: "Llegaron los días en que David había de morir, y ordenó a

Salomón su hijo, diciendo: Yo sigo el camino de todos en la tierra; esfuérzate, y sé hombre.

Guarda los preceptos de Jehová tu Dios, andando en sus caminos, y observando sus estatutos y mandamientos, sus decretos y sus testimonios, de la manera que está escrito en la ley de Moisés, para que prosperes en todo lo que hagas y en todo aquello que emprendas;" (1R 2:1-3)

Si tus hijos obran fielmente conmigo: "para que confirme Jehová la palabra que me habló, diciendo: Si tus hijos guardaren mi camino, andando delante de mí con verdad, de todo su corazón y de toda su alma, jamás, dice, faltará a ti varón en el trono de Israel." (1R 2:4)

"A la séptima vez dijo: "Yo veo una pequeña nube como la palma de la mano de un hombre, que sube del mar. Y él dijo: Ve, y di a Acab: Unce tu carro y desciende, para que la lluvia no te ataje. Y aconteció, estando en esto, que los cielos se oscurecieron con nubes y viento, y hubo una gran lluvia. Y subiendo Acab, vino a Jezreel. Y la mano de Jehová estuvo sobre Elías, el cual ciñó sus lomos, y corrió delante de Acab hasta llegar a Jezreel." (1R 18:44-46)

Dios realize milagros y cuida a la familia de los siervos: "Una mujer, de las mujeres de los hijos de los profetas, clamó a Eliseo, diciendo: Tu siervo mi marido ha muerto; y tú sabes que tu siervo era temeroso de Jehová; y ha venido el acreedor para tomarse dos hijos míos por siervos. Y Eliseo le dijo: ¿Qué te haré yo? Declárame qué tienes en casa. Y ella dijo: Tu sierva ninguna cosa tiene en casa, sino una vasija de aceite." (2R 4:1-2)

El milagro de Dios que sacia todas las vasijas vacías: "Él le dijo: Ve y pide para ti vasijas prestadas de todos tus vecinos, vasijas vacías, no pocas. Entra luego, y enciérrate tú y tus hijos; y echa en todas las vasijas, y cuando una esté llena, ponla aparte. Y se fue la mujer, y cerró la puerta encerrándose ella y sus hijos; y ellos le traían las vasijas, y ella echaba del aceite." (2R 4:3-5)

Dios bendice a la familia del profeta aprendiz: "Cuando las vasijas estuvieron llenas, dijo a un hijo suyo: Tráeme aún otras vasijas. Y él dijo: No hay más vasijas. Entonces cesó el aceite. Vino ella luego, y lo contó al varón de Dios, el cual dijo: Ve y vende el aceite, y paga a tus acreedores; y tú y tus hijos vivid de lo que quede." (2R 4:6-7)

Ezequías se enferma de muerte: "En aquellos días Ezequías cayó enfermo de muerte. Y vino a él el profeta Isaías hijo de Amoz, y le dijo: Jehová dice así: Ordena tu casa, porque morirás, y no vivirás. Entonces él volvió su rostro a la pared, y oró a Jehová y dijo:" (2R 20:1)

Ezequías ora volviendo su rostro a la pared: "Entonces él volvió su rostro a la pared, y oró a Jehová y dijo: Te ruego, oh Jehová, te ruego que hagas memoria de que he andado delante de ti en verdad y con íntegro corazón, y que he hecho las cosas que te agradan. Y lloró Ezequías con gran lloro." (2R 20:2-3)

Dios acepta la oración de Ezequías: "Y antes que Isaías saliese hasta la mitad del patio, vino palabra de Jehová a Isaías, diciendo: Vuelve, y di a Ezequías, príncipe de mi pueblo: Así dice Jehová, el Dios de David tu padre: Yo he oído

tu oración, y he visto tus lágrimas; he aquí que
yo te sano; al tercer día subirás a la casa de
Jehová." (2R 20:4-5)

Dios le prolonga 15 años más de vida: "Y
añadiré a tus días quince años, y te libraré a ti y
a esta ciudad de mano del rey de Asiria; y
ampararé esta ciudad por amor a mí mismo, y
por amor a David mi siervo." (2R 20:6)

Dios retrocede el Sol diez grados: "Respondió
Isaías: Esta señal tendrás de Jehová, de que hará
Jehová esto que ha dicho: ¿Avanzará la sombra
diez grados, o retrocederá diez grados? Y
Ezequías respondió: Fácil cosa es que la sombra
decline diez grados; pero no que la sombra
vuelva atrás diez grados. Entonces el profeta
Isaías clamó a Jehová; e hizo volver la sombra
por los grados que había descendido en el reloj
de Acaz, diez grados atrás." (2R 20:9-11)

Dios responde la oración del nombre ilustre:
"Y Jabes fue más ilustre que sus hermanos, al
cual su madre llamó Jabes, diciendo: Por cuanto
lo di a luz en dolor. E invocó Jabes al Dios de
Israel, diciendo: ¡Oh, si me dieras bendición, y

ensancharas mi territorio, y si tu mano estuviera conmigo, y me libraras de mal, para que no me dañe! Y le otorgó Dios lo que pidió." (1Cr 4:9-10)

La riqueza y gloria están en las manos del Señor: "Tuya es, oh Jehová, la magnificencia y el poder, la gloria, la victoria y el honor; porque todas las cosas que están en los cielos y en la tierra son tuyas. Tuyo, oh Jehová, es el reino, y tú eres excelso sobre todos. Las riquezas y la gloria proceden de ti, y tú dominas sobre todo; en tu mano está la fuerza y el poder, y en tu mano el hacer grande y el dar poder a todos." (1Cr 29:11-12)

Estaré atento a vuestras oraciones: "si se humillare mi pueblo, sobre el cual mi nombre es invocado, y oraren, y buscaren mi rostro, y se convirtieren de sus malos caminos; entonces yo oiré desde los cielos, y perdonaré sus pecados, y sanaré su tierra. Ahora estarán abiertos mis ojos y atentos mis oídos a la oración en este lugar;" (2Cr 7:14-15)

Si perezco, que perezca: "Ve y reúne a todos los judíos que se hallan en Susa, y ayunad por mí, y no comáis ni bebáis en tres días, noche y día; yo también con mis doncellas ayunaré igualmente, y entonces entraré a ver al rey, aunque no sea conforme a la ley; y si perezco, que perezca." (Est 4:16)

Job no protesta contra Dios: "En todo esto no pecó Job, ni atribuyó a Dios despropósito alguno." (Job 1:22)

"Entonces le dijo su mujer: ¿Aún retienes tu integridad? Maldice a Dios, y muérete.

Y él le dijo: Como suele hablar cualquiera de las mujeres fatuas, has hablado. ¿Qué? ¿Recibiremos de Dios el bien, y el mal no lo recibiremos? En todo esto no pecó Job con sus labios." (Job 2:9-10)

Tu principio es pequeño pero tu postrer será grande: "Y aunque tu principio haya sido pequeño, Tu postrer estado será muy grande." (Job 8:7)

El camino de los que no se olvidan de Dios: "¿Crece el junco sin lodo? ¿Crece el prado sin agua? Aun en su verdor, y sin haber sido cortado, Con todo, se seca primero que toda hierba. Tales son los caminos de todos los que olvidan a Dios; Y la esperanza del impío perecerá; Porque su esperanza será cortada, Y su confianza es tela de araña. Se apoyará él en su casa, mas no permanecerá ella en pie; Se asirá de ella, mas no resistirá." (Job 8:11-15)

La fragilidad de la vida humana: "El hombre nacido de mujer, Corto de días, y hastiado de sinsabores, Sale como una flor y es cortado, Y huye como la sombra y no permanece." (Job 14:1-2)

La confesión de fe de Job: "Yo sé que mi Redentor vive, Y al fin se levantará sobre el polvo; Y después de deshecha esta mi piel, En mi carne he de ver a Dios;" (Job 19:25-26)

"El espíritu de Dios me hizo, Y el soplo del Omnipotente me dio vida." (Job 33:4)

"Mas él conoce mi camino; Me probará, y saldré como oro." (Job 23:10)

El bienaventurado: "Bienaventurado el varón que no anduvo en consejo de malos, Ni estuvo en camino de pecadores, Ni en silla de escarnecedores se ha sentado; Sino que en la ley de Jehová está su delicia, Y en su ley medita de día y de noche." (Sal 1:1-2)

El bienaventurado prosperará en todas sus obras: "Será como árbol plantado junto a corrientes de aguas, Que da su fruto en su tiempo, Y su hoja no cae; Y todo lo que hace, prosperará." (Sal 1:3)

El malvado es como un tamo que arrebata el viento: "No así los malos, Que son como el tamo que arrebata el viento. Por tanto, no se levantarán los malos en el juicio, Ni los pecadores en la congregación de los justos." (Sal 1:4-5)

Dios conoce el camino de los justos: "Porque Jehová conoce el camino de los justos; Mas la senda de los malos perecerá." (Sal 1:6)

¿Qué es el hombre?: "Digo: ¿Qué es el hombre, para que tengas de él memoria, Y el hijo del hombre, para que lo visites?" (Sal 8:4)

Le has hecho poco menor que los ángeles: "Le has hecho poco menor que los ángeles, Y lo coronaste de gloria y de honra." (Sal 8:5)

Todo lo puso debajo de sus pies: "Le hiciste señorear sobre las obras de tus manos; Todo lo pusiste debajo de sus pies:" (Sal 8:6)

Escóndeme bajo la sombra de tus alas: "Guárdame como a la niña de tus ojos; Escóndeme bajo la sombra de tus alas," (Sal 17:8)

El Señor es mi libertador: "Jehová, roca mía y castillo mío, y mi libertador; Dios mío, fortaleza mía, en él confiaré; Mi escudo, y la fuerza de mi salvación, mi alto refugio." (Sal 18:2)

Jehová es mi pastor: "Jehová es mi pastor; nada me faltará. En lugares de delicados pastos me hará descansar; Junto a aguas de reposo me pastoreará. Confortará mi alma; Me guiará por sendas de justicia por amor de su nombre." (Sal 23:1-3)

El Señor está conmigo, no temeré mal alguno: "Aunque ande en valle de sombra de muerte, No temeré mal alguno, porque tú estarás conmigo; Tu vara y tu cayado me infundirán aliento." (Sal 23:4)

En la casa de Jehová moraré eternamente:
"Aderezas mesa delante de mí en presencia de mis angustiadores; Unges mi cabeza con aceite; mi copa está rebosando. Ciertamente el bien y la misericordia me seguirán todos los días de mi vida, Y en la casa de Jehová moraré por largos días." (Sal 23:5-6)

Dios bendice a su pueblo: "Jehová dará poder a su pueblo; Jehová bendecirá a su pueblo con paz."(Sal 29:11)

Bienaventurado el hombre que en cuyo espíritu no hay engaño: "Bienaventurado el hombre a quien Jehová no culpa de iniquidad, Y en cuyo espíritu no hay engaño." (Sal 32:2)

Al que espera en Dios, le rodea la misericordia: "Muchos dolores habrá para el impío; Mas al que espera en Jehová, le rodea la misericordia." (Sal 32:10)

No te quejes a casa de los malignos, ni tengas envidia de los que hacen iniquidad: "No te impacientes a causa de los malignos, Ni tengas envidia de los que hacen iniquidad. Porque como hierba serán pronto cortados, Y como la hierba verde se secarán. Confía en Jehová, y haz el bien; Y habitarás en la tierra, y te apacentarás de la verdad.” (Sal 37:1-3)

Si agradas a Dios, él cumplirá los deseos de tu corazón: “Deléitate asimismo en Jehová, Y él te concederá las peticiones de tu corazón.” (Sal 37:4)

Encomienda a Jehová tu camino: “Encomienda a Jehová tu camino, Y confía en él; y él hará. Exhibirá tu justicia como la luz, Y tu derecho como el mediodía.” (Sal 37:5-6)

Jehová sostiene tu mano: “Por Jehová son ordenados los pasos del hombre, Y él aprueba su camino. Cuando el hombre cayere, no quedará postrado, Porque Jehová sostiene su mano.” (Sal 37:23-24)

Bienaventura el que no cuida de los sobrebios ni a los que se desvían tras la mentira: “Bienaventurado el hombre que puso en Jehová su confianza, Y no mira a los soberbios, ni a los que se desvían tras la mentira." (Sal 40:4)

Cree y confía solo en el Señor: "Aun el hombre de mi paz, en quien yo confiaba, el que de mi pan comía, Alzó contra mí el calcañar." (Sal 41:9)

Invócame en el día de la angustia: "E invócame en el día de la angustia; Te libraré, y tú me honrarás." (Sal 50:15)

El que sacrifica alabanza me honrará: "El que sacrifica alabanza me honrará; Y al que ordenare su camino, Le mostraré la salvación de Dios." (Sal 50:23)

El hombre nace con pecado original: "He aquí, en maldad he sido formado, Y en pecado me concibió mi madre." (Sal 51:5)

Lo que Dios desea no son los sacrificios, sino espíritu quebrantado: "Los sacrificios de Dios son el espíritu quebrantado; Al corazón contrito y humillado no despreciarás tú, oh Dios." (Sal 51:17)

El malvado niega a Dios: "Dice el necio en su corazón: No hay Dios. Se han corrompido, e hicieron abominable maldad; No hay quien haga bien." (Sal 53:1)

Dios es el ún ico a quien deseamos en en el cielo y en la tierra: "¿A quién tengo yo en los cielos sino a ti? Y fuera de ti nada deseo en la tierra. Mi carne y mi corazón desfallecen; Mas la roca de mi corazón y mi porción es Dios para siempre." (Sal 73:25-26)

El que se aparta del Señor, perecerá: "Porque he aquí, los que se alejan de ti perecerán; Tú destruirás a todo aquel que de ti se aparta. Pero en cuanto a mí, el acercarme a Dios es el bien; He puesto en Jehová el Señor mi esperanza, Para contar todas tus obras." (Sal 73:27-28)

El día y la noche son todos del Señor: "Tuyo es el día, tuya también es la noche; Tú estableciste la luna y el sol. Tú fijaste todos los términos de la tierra; El verano y el invierno tú los formaste." (Sal 74:16-17)

Abre tu boca y yo la llenaré: "Yo soy Jehová tu Dios, Que te hice subir de la tierra de Egipto; Abre tu boca, y yo la llenaré." (Sal 81:10)

Mejor es un día en los atrios de Dios, que mil años fuera: "Porque mejor es un día en tus atrios que mil fuera de ellos. Escogería antes estar a la puerta de la casa de mi Dios, Que habitar en las moradas de maldad." (Sal 84:10)

Dios da su gracia y gloria a los íntegros: "Porque sol y escudo es Jehová Dios; Gracia y gloria dará Jehová. No quitará el bien a los que andan en integridad." (Sal 84:11)

Bienaventurados los que confían en Dios: "Bienaventurados los que habitan en tu casa; Perpetuamente te alabarán. Selah" (Sal 84:4)

"Jehová de los ejércitos, Dichoso el hombre que en ti confía." (Sal 84:12)

Los dias y años de vida del hombre: "Los días de nuestra edad son setenta años; Y si en los más robustos son ochenta años, Con todo, su fortaleza es molestia y trabajo, Porque pronto pasan, y volamos." (Sal 90:10)

Le pondré en alto, por cuanto ha conocido mi nombre: "Por cuanto en mí ha puesto su amor, yo también lo libraré; Le pondré en alto, por cuanto ha conocido mi nombre." (Sal 91:14)

Bienaventurados los que son instruídos por la ley de Dios: "Bienaventurado el hombre a quien tú, JAH, corriges, Y en tu ley lo instruyes, Para hacerle descansar en los días de aflicción, En tanto que para el impío se cava el hoyo." (Sal 94:12-13)

Venid al eterno Dios, alabadle, agradecedle y regocijaos: "Cantad alegres a Dios, habitantes de toda la tierra. Servid a Jehová con alegría; Venid ante su presencia con regocijo. Reconoced que Jehová es Dios; Él nos hizo, y no nosotros a nosotros mismos; Pueblo suyo somos, y ovejas de su prado." (Sal 100:1-3)

La misericordia de Jehová es eterna: "Entrad por sus puertas con acción de gracias, Por sus atrios con alabanza; Alabadle, bendecid su nombre. Porque Jehová es bueno; para siempre es su misericordia, Y su verdad por todas las generaciones." (Sal 100:4-5)

Dios se compadece de los que le temen:
"Como el padre se compadece de los hijos, Se compadece Jehová de los que le temen. Porque él conoce nuestra condición; Se acuerda de que somos polvo." (Sal 103:13-14)

El hombre es como la hierba pero la misericordia de Dios es eternal: "El hombre, como la hierba son sus días; Florece como la flor del campo, Que pasó el viento por ella, y pereció, Y su lugar no la conocerá más. Mas la misericordia de Jehová es desde la eternidad y hasta la eternidad sobre los que le temen, Y su justicia sobre los hijos de los hijos; Sobre los que guardan su pacto, Y los que se acuerdan de sus mandamientos para ponerlos por obra." (Sal 103:15-18)

La misericordia del Señor es para siempre: "Aleluya. Alabad a Jehová, porque él es bueno; Porque para siempre es su misericordia." (Sal 106:1)

El que maldice sera maldecido: "Amó la maldición, y ésta le sobrevino; Y no quiso la bendición, y ella se alejó de él. Se vistió de maldición como de su vestido, Y entró como agua en sus entrañas, Y como aceite en sus huesos." (Sal 109:17-18)

El camino del joven: "¿Con qué limpiará el joven su camino? Con guardar tu palabra." (Sal 119:9)

Gozarse más que de toda riqueza: "Me he gozado en el camino de tus testimonios Más que de toda riqueza. En tus mandamientos meditaré; Consideraré tus caminos. Me regocijaré en tus estatutos; No me olvidaré de tus palabras." (Sal 119:14-16)

Los beneficios del sufrimiento: "Antes que fuera yo humillado, descarriado andaba; Mas ahora guardo tu palabra." (Sal 119:67)

"Bueno me es haber sido humillado, Para que aprenda tus estatutos." (Sal 119:71)

Cuán dulces son a mi paladar tus palabras: "¡Cuán dulces son a mi paladar tus palabras! Más que la miel a mi boca. De tus mandamientos he adquirido inteligencia; Por tanto, he aborrecido todo camino de mentira." (Sal 119:103-104)

El Señor nos libra de la aflicción con Su Palabra: "Lámpara es a mis pies tu palabra, Y lumbrera a mi camino." (Sal 119:105)

"Afligido estoy en gran manera; Vivifícame, oh Jehová, conforme a tu palabra." (Sal 119:107)

¿De dónde vendrá mi socorro?: "Alzaré mis ojos a los montes; ¿De dónde vendrá mi socorro? Mi socorro viene de Jehová, Que hizo los cielos y la tierra."(Sal 121:1-2)

No se adormecerá ni dormirá el que te guarda: "No dará tu pie al resbaladero, Ni se dormirá el que te guarda. He aquí, no se adormecerá ni dormirá El que guarda a Israel." (Sal 121:3-4)

Dios me guarda por la eternidad: "Jehová es tu guardador; Jehová es tu sombra a tu mano derecha. El sol no te fatigará de día, Ni la luna de noche. Jehová te guardará de todo mal; El guardará tu alma. Jehová guardará tu salida y tu entrada Desde ahora y para siempre." (Sal 121:5-8)

Si Dios no ayuda vuestro trabajo es en vano: "Si Jehová no edificare la casa, En vano trabajan los que la edifican; Si Jehová no guardare la ciudad, En vano vela la guardia." (Sal 127:1)

Es esfuerzo será en vano: "Por demás es que os levantéis de madrugada, y vayáis tarde a reposar, Y que comáis pan de dolores; Pues que a su amado dará Dios el sueño." (Sal 127:2)

El conocimiento es herencia y don de Dios: "He aquí, herencia de Jehová son los hijos; Cosa de estima el fruto del vientre. Como saetas en mano del valiente, Así son los hijos habidos en la juventud. Bienaventurado el hombre que llenó su aljaba de ellos; No será avergonzado Cuando hablare con los enemigos en la puerta." (Sal 127:3-5)

Cantad, alabad y agradeced a Dios: "Cantad a Jehová con alabanza, Cantad con arpa a nuestro Dios. Él es quien cubre de nubes los cielos, El que prepara la lluvia para la tierra, El que hace a los montes producir hierba. El da a la bestia su mantenimiento, Y a los hijos de los cuervos que claman." (Sal 147:7-9)

Todos los que resperan alaben a Dios con bocina, con salterio y arpa: "Alabadle a son de bocina; Alabadle con salterio y arpa. Alabadle con pandero y danza; Alabadle con cuerdas y flautas. Alabadle con címbalos resonantes; Alabadle con címbalos de júbilo. Todo lo que respira alabe a JAH. Aleluya." (Sal 150:3-6)

Servir a Dios es el principio de la sabiduría: "El principio de la sabiduría es el temor de Jehová; Los insensatos desprecian la sabiduría y la enseñanza." (Pr 1:7)

No te apartes de la instrucción de tu padre ni de la dirección de tu madre: "Oye, hijo mío, la instrucción de tu padre, Y no desprecies la dirección de tu madre;

Porque adorno de gracia serán a tu cabeza, Y collares a tu cuello. Hijo mío, si los pecadores te quisieren engañar, No consientas." (Pr 1:8-10)

Si buscas la sabiduría conocerás a Dios: "Hijo mío, si recibieres mis palabras, Y mis mandamientos guardares dentro de ti, Haciendo estar atento tu oído a la sabiduría; Si inclinares tu corazón a la prudencia, Si clamares a la inteligencia, Y a la prudencia dieres tu voz; Si como a la plata la buscares, Y la escudriñares como a tesoros, Entonces entenderás el temor de Jehová, Y hallarás el conocimiento de Dios. Porque Jehová da la sabiduría, Y de su boca viene el conocimiento y la inteligencia." (Pr 2:1-6)

Longevidad y paz: "Hijo mío, no te olvides de mi ley, Y tu corazón guarde mis mandamientos; Porque largura de días y años de vida Y paz te aumentarán." (Pr 3:1-2)

Hallarás gracia y buena opinión: "Nunca se aparten de ti la misericordia y la verdad; Átalas a tu cuello, Escríbelas en la tabla de tu corazón; Y hallarás gracia y buena opinión Ante los ojos de Dios y de los hombres." (Pr 3:3-4)

Confía en Dios: "Fíate de Jehová de todo tu corazón, Y no te apoyes en tu propia prudencia." (Pr 3:5)

Reconoce a Dios en todos tus caminos: "Reconócelo en todos tus caminos, Y él enderezará tus veredas." (Pr 3:6)

Medicina para tu cuerpo: "No seas sabio en tu propia opinión; Teme a Jehová, y apártate del mal; Porque será medicina a tu cuerpo, Y refrigerio para tus huesos."(Pr 3:7-8)

Dios disciplina al que ama: "No menosprecies, hijo mío, el castigo de Jehová, Ni te fatigues de su corrección; Porque Jehová al que ama castiga, Como el padre al hijo a quien quiere." (Pr 3:11-12)

Sabiduría más valiosa que el oro puro y perla preciosa: "Bienaventurado el hombre que halla la sabiduría, Y que obtiene la inteligencia; Porque su ganancia es mejor que la ganancia de la plata, Y sus frutos más que el oro fino. Más preciosa es que las piedras preciosas; Y todo lo que puedes desear, no se puede comparar a ella." (Pr 3:13-15)

Largura de vida y riqueza del sabio: "Largura de días está en su mano derecha; En su izquierda, riquezas y honra. Sus caminos son caminos deleitosos, Y todas sus veredas paz. Ella es árbol de vida a los que de ella echan mano, Y bienaventurados son los que la retienen." (Pr 3:16-18)

Diferencia entre maldición y bendición: "No envidies al hombre injusto, Ni escojas ninguno de sus caminos. Porque Jehová abomina al perverso; Mas su comunión íntima es con los justos. La maldición de Jehová está en la casa del impío, Pero bendecirá la morada de los justos." (Pr 3:31-33)

La sabiduría te protegerá: "No la dejes, y ella te guardará; Ámala, y te conservará."(Pr 4:6)

La sabiduría es lo primero: "Sabiduría ante todo; adquiere sabiduría; Y sobre todas tus posesiones adquiere inteligencia." (Pr 4:7)

La sabiduría te honrará: "Engrandécela, y ella te engrandecerá; Ella te honrará, cuando tú la hayas abrazado. Adorno de gracia dará a tu cabeza; Corona de hermosura te entregará." (Pr 4:8-9)

Si oyes mis palabras tendrás larga vida: "Oye, hijo mío, y recibe mis razones, Y se te multiplicarán años de vida. Por el camino de la sabiduría te he encaminado, Y por veredas derechas te he hecho andar. Cuando anduvieres, no se estrecharán tus pasos, Y si corrieres, no tropezarás. Retén el consejo, no lo dejes; Guárdalo, porque eso es tu vida." (Pr 4:10-13)

No te juntes con los injustos: "No entres por la vereda de los impíos, Ni vayas por el camino de los malos. Déjala, no pases por ella; Apártate de ella, pasa. Porque no duermen ellos si no han hecho mal, Y pierden el sueño si no han hecho caer a alguno. Porque comen pan de maldad, y beben vino de robos;" (Pr 4:14-17)

El camino de los justos y el camino de los malos: "Mas la senda de los justos es como la luz de la aurora, Que va en aumento hasta que el día es perfecto. El camino de los impíos es como la oscuridad; No saben en qué tropiezan." (Pr 4:18-19)

Del corazón mana la vida: "Sobre toda cosa guardada, guarda tu corazón; Porque de él mana la vida." (Pr 4:23)

No te desvíes a la derecha ni a la izquierda: "No te desvíes a la derecha ni a la izquierda; Aparta tu pie del mal." (Pr 4:27)

El fin del perezoso: "Perezoso, ¿hasta cuándo has de dormir? ¿Cuándo te levantarás de tu sueño? Un poco de sueño, un poco de dormitar, Y cruzar por un poco las manos para reposo; Así vendrá tu necesidad como caminante, Y tu pobreza como hombre armado." (Pr 6:9-11)

La reprensión e instrucción son caminos de vida: "Guarda, hijo mío, el mandamiento de tu padre, Y no dejes la enseñanza de tu madre; Átalos siempre en tu corazón, Enlázalos a tu cuello. Te guiarán cuando andes; cuando duermas te guardarán; Hablarán contigo cuando despiertes. Porque el mandamiento es lámpara, y la enseñanza es luz, Y camino de vida las reprensiones que te instruyen," (Pr 6:20-23)

El adulterio destruye el alma: "Mas el que comete adulterio es falto de entendimiento; Corrompe su alma el que tal hace. Heridas y vergüenza hallará, Y su afrenta nunca será borrada." (Pr 6:32-33)

Ama la sabiduría: "Yo amo a los que me aman, Y me hallan los que temprano me buscan. Las riquezas y la honra están conmigo; Riquezas duraderas, y justicia. Mejor es mi fruto que el oro, y que el oro refinado; Y mi rédito mejor que la plata escogida. Por vereda de justicia guiaré, Por en medio de sendas de juicio, Para hacer que los que me aman tengan su heredad, Y que yo llene sus tesoros." (Pr 8:17-21)

En el principio estaba la sabiduría: "Jehová me poseía en el principio, Ya de antiguo, antes de sus obras. Eternamente tuve el principado, desde el principio, Antes de la tierra." (Pr 8:22-23)

"Ahora, pues, hijos, oídme, Y bienaventurados los que guardan mis caminos. Atended el consejo, y sed sabios, Y no lo menospreciéis." (Pro 8:35-36)

Diferencia entre pobre y rico: "La mano negligente empobrece; Mas la mano de los diligentes enriquece." (Pr 10:4)

Odio y amor: "El odio despierta rencillas; Pero el amor cubrirá todas las faltas." (Pr 10:12)

El esfuerzo del justo y el del malo: "La obra del justo es para vida; Mas el fruto del impío es para pecado."(Pr 10:16)

En las muchas palabras: "En las muchas palabras no falta pecado; Mas el que refrena sus labios es prudente." (Pr 10:19)

Los días de vida del justo y del malo: "El temor de Jehová aumentará los días; Mas los años de los impíos serán acortados. La esperanza de los justos es alegría; Mas la esperanza de los impíos perecerá." (Pr 10:27-28)

Vida y muerte: "Como la justicia conduce a la vida, Así el que sigue el mal lo hace para su muerte." (Pr 11:19)

Serás retribuído según tus obras: "El hombre será saciado de bien del fruto de su boca; Y le será pagado según la obra de sus manos." (Pr 12:14)

El justo no sufrirá adversidades: "Ninguna adversidad acontecerá al justo; Mas los impíos serán colmados de males." (Pr 12:21)

La congoja abate, pero la buena palabra alegra: "La congoja en el corazón del hombre lo abate; Mas la buena palabra lo alegra." (Pr 12:25)

En el camino de la justicia no hay muerte:
"En el camino de la justicia está la vida; Y en sus caminos no hay muerte." (Pr 12:28)

La lengua de los sabios y la boca de los necios: "La blanda respuesta quita la ira; Mas la palabra áspera hace subir el furor. La lengua de los sabios adornará la sabiduría; Mas la boca de los necios hablará sandeces." (Pr 15:1-2)

La conducta del hombre y la respuesta de Dios: "Del hombre son las disposiciones del corazón; Mas de Jehová es la respuesta de la lengua." (Pr 16:1)

Encomienda a Dios tus obras: "Encomienda a Jehová tus obras, Y tus pensamientos serán afirmados." (Pr 16:3)

Lo poco del justo es mejor que lo mucho del malo: "Mejor es lo poco con justicia Que la muchedumbre de frutos sin derecho." (Pr 16:8)

El hombre planea, pero Dios guía: "El corazón del hombre piensa su camino; Mas Jehová endereza sus pasos." (Pr 16:9)

Antes del quebrantamiento es la soberbia: "Antes del quebrantamiento es la soberbia, Y antes de la caída la altivez de espíritu."(Pr 16:18)

Mejor es humillar el espíritu con los humildes: "Mejor es humillar el espíritu con los humildes Que repartir despojos con los soberbios." (Pr 16:19)

Corona de honra es la vejez: "Corona de honra es la vejez Que se halla en el camino de justicia." (Pr 16:31)

Guarda tu corazón: "Mejor es el que tarda en airarse que el fuerte; Y el que se enseñorea de su espíritu, que el que toma una ciudad." (Pr 16:32)

El resultado del trabajo depende de Dios: "La suerte se echa en el regazo; Mas de Jehová es la decisión de ella." (Pr 16:33)

Mejor es la paz del pobre que la contienda de los ricos: "Mejor es un bocado seco, y en paz, Que casa de contiendas llena de provisiones." (Pr 17:1)

El que da al pobre: "A Jehová presta el que da al pobre, Y el bien que ha hecho, se lo volverá a pagar." (Pr 19:17)

Dios controla la vida del hombre: "De Jehová son los pasos del hombre; ¿Cómo, pues, entenderá el hombre su camino?" (Pr 20:24)

El que ama el deleite, el vino y los ungüentos: "Hombre necesitado será el que ama el deleite, Y el que ama el vino y los ungüentos no se enriquecerá." (Pr 21:17)

Para guardar el alma de las angustias: "El que guarda su boca y su lengua, Su alma guarda de angustias." (Pr 21:23)

Escoge la buena fama antes que la riqueza, oro o plata: "De más estima es el buen nombre que las muchas riquezas, Y la buena fama más que la plata y el oro." (Pr 22:1)

Instruye al niño en su camino: "Instruye al niño en su camino, Y aun cuando fuere viejo no se apartará de él." (Pr 22:6)

No te afanes por hacerte rico: "No te afanes

por hacerte rico; Sé prudente, y desiste. ¿Has de poner tus ojos en las riquezas, siendo ningunas? Porque se harán alas Como alas de águila, y volarán al cielo." (Pr 23:4-5)

La voluntad de Dios es perfecta: "Muchos pensamientos hay en el corazón del hombre; Mas el consejo de Jehová permanecerá." (Pr 19:21)

Sé misericordioso: "Contentamiento es a los hombres hacer misericordia; Pero mejor es el pobre que el mentiroso." (Pr 19:22)

El justo se volverá a levantar aunque se caiga: "Porque siete veces cae el justo, y vuelve a levantarse; Mas los impíos caerán en el mal." (Pr 24:16)

No envidies la prosperidad del malo: "No te entremetas con los malignos, Ni tengas envidia de los impíos; Porque para el malo no habrá buen fin, Y la lámpara de los impíos será apagada." (Pr 24:19-20)

A los perezosos: "Un poco de sueño, cabeceando otro poco, Poniendo mano sobre mano otro poco para dormir; Así vendrá como caminante tu necesidad, Y tu pobreza como hombre armado." (Pr 24:33-34)

No te jactes del día de mañana: "No te jactes del día de mañana; Porque no sabes qué dará de sí el día." (Pr 27.1)

No me des pobreza ni riqueza: "Vanidad y palabra mentirosa aparta de mí; No me des pobreza ni riquezas; Manténme del pan necesario; No sea que me sacie, y te niegue, y diga: ¿Quién es Jehová? O que siendo pobre, hurte, Y blasfeme el nombre de mi Dios." (Pr 30:8-9)

Todo es vanidad: "Vanidad de vanidades, dijo el Predicador; vanidad de vanidades, todo es vanidad. ¿Qué provecho tiene el hombre de todo su trabajo con que se afana debajo del sol? Generación va, y generación viene; mas la tierra siempre permanece." (Ecl 1:2-4)

Todo esfuerzo hecho con manos es sin provecho: "Miré yo luego todas las obras que habían hecho mis manos, y el trabajo que tomé para hacerlas; y he aquí, todo era vanidad y aflicción de espíritu, y sin provecho debajo del sol." (Ecl 2:11)

Todo el esfeurzo del hombre fatiga: "Porque ¿qué tiene el hombre de todo su trabajo, y de la fatiga de su corazón, con que se afana debajo del sol? Porque todos sus días no son sino dolores, y sus trabajos molestias; aun de noche su corazón no reposa. Esto también es vanidad. No hay cosa mejor para el hombre sino que coma y beba, y que su alma se alegre en su trabajo. También he visto que esto es de la mano de Dios." (Ecl 2:22-24)

El hombre no tiene satisfacción: "Todas las cosas son fatigosas más de lo que el hombre puede expresar; nunca se sacia el ojo de ver, ni el oído de oír." (Ecl 1:8)

Todo tiene su tiempo: "Todo tiene su tiempo, y todo lo que se quiere debajo del cielo tiene su hora." (Ecl 3:1)

Dios puso en el corazón del hombre el deseo de la eternidad: "Todo lo hizo hermoso en su tiempo; y ha puesto eternidad en el corazón de ellos, sin que alcance el hombre a entender la obra que ha hecho Dios desde el principio hasta el fin." (Ecl 3:11)

La retribución del esfuerzo es regalo de Dios: "Yo he conocido que no hay para ellos cosa mejor que alegrarse, y hacer bien en su vida; y también que es don de Dios que todo hombre coma y beba, y goce el bien de toda su labor." (Ecl 3:12-13)

El cuerpo al polvo, y el alma al cielo: "Todo va a un mismo lugar; todo es hecho del polvo, y todo volverá al mismo polvo. ¿Quién sabe que el espíritu de los hijos de los hombres sube arriba, y que el espíritu del animal desciende abajo a la tierra?" (Ecl 3:20-21)

Cumple pronto tu promesa: "Cuando a Dios haces promesa, no tardes en cumplirla; porque él no se complace en los insensatos. Cumple lo que prometes. Mejor es que no prometas, y no que prometas y no cumplas." (Ecl 5:4-5)

En el amor al dinero no hay satisfacción: "El que ama el dinero, no se saciará de dinero; y el que ama el mucho tener, no sacará fruto. También esto es vanidad." (Ecl 5:10)

Vine con las manos vacías y me iré con las manos vacías: "Como salió del vientre de su madre, desnudo, así vuelve, yéndose tal como vino; y nada tiene de su trabajo para llevar en su mano." (Ecl 5:15)

En el esfuerzo hay retribución: "He aquí, pues, el bien que yo he visto: que lo bueno es comer y beber, y gozar uno del bien de todo su trabajo con que se fatiga debajo del sol, todos los días de su vida que Dios le ha dado; porque ésta es su parte." (Ecl 5:18)

Gozar de la retribución de su propio esfuerzo es un regalo de Dios: "Asimismo, a todo hombre a quien Dios da riquezas y bienes, y le da también facultad para que coma de ellas, y tome su parte, y goce de su trabajo, esto es don de Dios." (Ecl 5:19)

La sabiduría en la casa de luto: "Mejor es ir a la casa del luto que a la casa del banquete; porque aquello es el fin de todos los hombres, y el que vive lo pondrá en su corazón." (Ecl 7:2)

"El corazón de los sabios está en la casa del luto; mas el corazón de los insensatos, en la casa en que hay alegría." (Ecl 7:4)

Día del bien, y día de la adversidad: "En el día del bien goza del bien; y en el día de la adversidad considera. Dios hizo tanto lo uno como lo otro, a fin de que el hombre nada halle después de él." (Ecl 7:14)

No hay justo: "Ciertamente no hay hombre justo en la tierra, que haga el bien y nunca peque." (Ecl 7:20)

Originalmente el hombre fue hecho recto: "He aquí, solamente esto he hallado: que Dios hizo al hombre recto, pero ellos buscaron muchas perversiones." (Ecl 7:29)

Come el alimento con gozo: "Anda, y come tu pan con gozo, y bebe tu vino con alegre corazón; porque tus obras ya son agradables a Dios. En todo tiempo sean blancos tus vestidos, y nunca falte ungüento sobre tu cabeza." (Ecl 9:7-8)

Esta es la retribución del esfuerzo: "Goza de

la vida con la mujer que amas, todos los días de la vida de tu vanidad que te son dados debajo del sol, todos los días de tu vanidad; porque ésta es tu parte en la vida, y en tu trabajo con que te afanas debajo del sol." (Ecl 9:9)

Hay gozo para el hombre esforzado: "Por tanto, alabé yo la alegría; que no tiene el hombre bien debajo del sol, sino que coma y beba y se alegre; y que esto le quede de su trabajo los días de su vida que Dios le concede debajo del sol." (Ecl 8:15)

A cualquiera le puede llegar el día de la adversidad: "Porque el hombre tampoco conoce su tiempo; como los peces que son presos en la mala red, y como las aves que se enredan en lazo, así son enlazados los hijos de los hombres en el tiempo malo, cuando cae de repente sobre ellos." (Ecl 9:12)

Joven, Dios te juzgará por todas tus acciones: "Alégrate, joven, en tu juventud, y tome placer tu corazón en los días de tu adolescencia; y anda en los caminos de tu corazón y en la vista de tus ojos; pero sabe, que sobre todas estas cosas te juzgará Dios." (Ecl 11:9)

Aleja de tu corazón el enojo: "Quita, pues, de tu corazón el enojo, y aparta de tu carne el mal; porque la adolescencia y la juventud son vanidad." (Ecl 11:10)

"Porque Dios traerá toda obra a juicio, juntamente con toda cosa encubierta, sea buena o sea mala." (Ecl 12:14)

No traigas ofrendas que no sean de corazón: "¿Para qué me sirve, dice Jehová, la multitud de vuestros sacrificios? Hastiado estoy de holocaustos de carneros y de sebo de animales gordos; no quiero sangre de bueyes, ni de ovejas, ni de machos cabríos." (Is 1:11)

No traigas vanas ofrendas: "No me traigáis más vana ofrenda; el incienso me es abominación; luna nueva y día de reposo, el convocar asambleas, no lo puedo sufrir; son iniquidad vuestras fiestas solemnes." (Is 1:13)

Lo que es solo para los ojos es en vano: "¿Quién demanda esto de vuestras manos, cuando venís a presentaros delante de mí para hollar mis atrios?" (Is 1:12)

La oración del que no se arrepiente no será escuchada: "Cuando extendáis vuestras manos, yo esconderé de vosotros mis ojos; asimismo cuando multipliquéis la oración, yo no oiré; llenas están de sangre vuestras manos." (Is 1:15)

El deber del creyente: "aprended a hacer el bien; buscad el juicio, restituid al agraviado, haced justicia al huérfano, amparad a la viuda." (Is 1:17)

Aunque el pecado fuere como la grana será emblanquecido como lana: "Venid luego, dice Jehová, y estemos a cuenta: si vuestros pecados fueren como la grana, como la nieve serán emblanquecidos; si fueren rojos como el carmesí, vendrán a ser como blanca lana." (Is 1:18)

El que obedece comerá del fruto de la tierra: "Si quisiereis y oyereis, comeréis el bien de la tierra;" (Is 1:19)

La rebelión acarrea muerte: "las cofias, los atavíos de las piernas, los partidores del pelo, los pomitos de olor y los zarcillos," (Is 1:20)

"Y en lugar de los perfumes aromáticos vendrá hediondez; y cuerda en lugar de cinturón, y cabeza rapada en lugar de la compostura del cabello; en lugar de ropa de gala ceñimiento de cilicio, y quemadura en vez de hermosura. Tus varones caerán a espada, y tu fuerza en la guerra. Sus puertas se entristecerán y enlutarán, y ella, desamparada, se sentará en tierra." (Is 3:24-26)

Hay perdón de pecado para el que reconoce su inmundicia: "Entonces dije: ¡Ay de mí! que soy muerto; porque siendo hombre inmundo de labios, y habitando en medio de pueblo que tiene labios inmundos, han visto mis ojos al Rey, Jehová de los ejércitos. Y voló hacia mí uno de los serafines, teniendo en su mano un carbón encendido, tomado del altar con unas tenazas; y tocando con él sobre mi boca, dijo: He aquí que esto tocó tus labios, y es quitada tu culpa, y limpio tu pecado. (Is 6:5-7)

El perdón de pecado produce valentía: "Después oí la voz del Señor, que decía: ¿A quién enviaré, y quién irá por nosotros? Entonces respondí yo: Heme aquí, envíame a mí." (Is 6:8)

La simiente santa permanece eternamente: "Y si quedare aún en ella la décima parte, ésta volverá a ser destruida; pero como el roble y la encina, que al ser cortados aún queda el tronco, así será el tronco, la simiente santa." (Is 6:13)

El profeta Isaías profetiza el nacimiento de Jesucristo: "Por tanto, el Señor mismo os dará señal: He aquí que la virgen concebirá, y dará a luz un hijo, y llamará su nombre Emanuel." (Is 7:14)

"Porque un niño nos es nacido, hijo nos es dado, y el principado sobre su hombro; y se llamará su nombre Admirable, Consejero, Dios Fuerte, Padre Eterno, Príncipe de Paz. Lo dilatado de su imperio y la paz no tendrán límite, sobre el trono de David y sobre su reino, disponiéndolo y confirmándolo en juicio y en justicia desde ahora y para siempre. El celo de Jehová de los ejércitos hará esto." (Is 9:6-7)

El que confía en el Señor será guardado con la paz: "Tú guardarás en completa paz a aquel cuyo pensamiento en ti persevera; porque en ti ha confiado. Confiad en Jehová perpetuamente, porque en Jehová el Señor está la fortaleza de los siglos." (Is 26:3-4)

Servir a Dios es el tesoro: "Y reinarán en tus tiempos la sabiduría y la ciencia, y abundancia de salvación; el temor de Jehová será su tesoro." (Is 33:6)

La resurrección del cuerpo: "Tus muertos vivirán; sus cadáveres resucitarán. ¡Despertad y cantad, moradores del polvo! porque tu rocío es cual rocío de hortalizas, y la tierra dará sus muertos." (Is 26:19)

Toda la Palabra de Dios tiene su par: "Inquirid en el libro de Jehová, y leed si faltó alguno de ellos; ninguno faltó con su compañera; porque su boca mandó, y los reunió su mismo Espíritu."(Is 34:16)

La restauración del reino de Cristo y la gloria de los salvos: "Entonces los ojos de los ciegos serán abiertos, y los oídos de los sordos se abrirán.

Entonces el cojo saltará como un ciervo, y cantará la lengua del mudo; porque aguas serán cavadas en el desierto, y torrentes en la soledad." (Is 35:5-6)

"Y los redimidos de Jehová volverán, y vendrán a Sion con alegría; y gozo perpetuo será sobre sus cabezas; y tendrán gozo y alegría, y huirán la tristeza y el gemido." (Is 35:10)

El rey Ezequías se enferma de muerte: "En aquellos días Ezequías enfermó de muerte. Y vino a él el profeta Isaías hijo de Amoz, y le dijo: Jehová dice así: Ordena tu casa, porque morirás, y no vivirás." (Is 38:1)

La oración intensa del rey Ezequías: "Entonces volvió Ezequías su rostro a la pared, e hizo oración a Jehová, y dijo: Oh Jehová, te ruego que te acuerdes ahora que he andado delante de ti en verdad y con íntegro corazón, y que he hecho lo que ha sido agradable delante de tus ojos. Y lloró Ezequías con gran lloro."

(Is 38:2-3)

Dios contesta la oración del rey Ezequías: "Entonces vino palabra de Jehová a Isaías, diciendo: Ve y di a Ezequías: Jehová Dios de David tu padre dice así: He oído tu oración, y visto tus lágrimas; he aquí que yo añado a tus días quince años. Y te libraré a ti y a esta ciudad, de mano del rey de Asiria; y a esta ciudad ampararé." (Is 38:4-6)

El poder de Dios y la fuerza del creyente: "¿No has sabido, no has oído que el Dios eterno es Jehová, el cual creó los confines de la tierra? No desfallece, ni se fatiga con cansancio, y su entendimiento no hay quien lo alcance. El da esfuerzo al cansado, y multiplica las fuerzas al que no tiene ningunas. Los muchachos se fatigan y se cansan, los jóvenes flaquean y caen; pero los que esperan a Jehová tendrán nuevas fuerzas; levantarán alas como las águilas; correrán, y no se cansarán; caminarán, y no se fatigarán." (Is 40:28-31)

Mi siervo eres tú, te escogí: "Porque te tomé de los confines de la tierra, y de tierras lejanas te llamé, y te dije: Mi siervo eres tú; te escogí, y no te deseché."(Is 41:9)

No temas, yo estoy contigo: "No temas, porque yo estoy contigo; no desmayes, porque yo soy tu Dios que te esfuerzo; siempre te ayudaré, siempre te sustentaré con la diestra de mi justicia." (Is 41:10)

Dios no quebrará la caña cascada: "No quebrará la caña cascada, ni apagará el pábilo que humeare; por medio de la verdad traerá justicia." (Is 42:3)

Daré poder a mi siervo: "Así dice Jehová Dios, Creador de los cielos, y el que los despliega; el que extiende la tierra y sus productos; el que da aliento al pueblo que mora sobre ella, y espíritu a los que por ella andan: Yo Jehová te he llamado en justicia, y te sostendré por la mano; te guardaré y te pondré por pacto al pueblo, por luz de las naciones, para que abras los ojos de los ciegos, para que saques de la cárcel a los presos, y de casas de prisión a los que moran en tinieblas." (Is 42:5-7)

El idólatra será averguonzado y nadie lo ayudará: "Serán vueltos atrás y en extremo confundidos los que confían en ídolos, y dicen a las imágenes de fundición: Vosotros sois nuestros dioses." (Is 42:17)

"Mas éste es pueblo saqueado y pisoteado, todos ellos atrapados en cavernas y escondidos en cárceles; son puestos para despojo, y no hay quien libre; despojados, y no hay quien diga: Restituid." (is 42:22)

Te puse nombre, mío eres tú: "Ahora, así dice Jehová, Creador tuyo, oh Jacob, y Formador tuyo, oh Israel: No temas, porque yo te redimí; te puse nombre, mío eres tú." (Is 43:1)

Te cuidaré aunque andes entre las aguas y entre fuego: "Cuando pases por las aguas, yo estaré contigo; y si por los ríos, no te anegarán. Cuando pases por el fuego, no te quemarás, ni la llama arderá en ti." (Is 43:2)

"Porque a mis ojos fuiste de gran estima, fuiste honorable, y yo te amé; daré, pues, hombres por ti, y naciones por tu vida."(Is 43:4)

No temas, porque yo estoy contigo: "No temas, porque yo estoy contigo; del oriente traeré tu generación, y del occidente te recogeré." (Is 43:5)

Todos los llamados de mi nombre, para glorioa mía los he creado: "todos los llamados de mi nombre; para gloria mía los he creado, los formé y los hice." (Is 43:7)

"Este pueblo he creado para mí; mis alabanzas publicará." (Is 43:21)

Yo soy el principio y el último: "Así dice Jehová Rey de Israel, y su Redentor, Jehová de los ejércitos: Yo soy el primero, y yo soy el postrero, y fuera de mí no hay Dios." (Is 44:6)

No hay otro fuera de mí: "para que se sepa desde el nacimiento del sol, y hasta donde se pone, que no hay más que yo; yo Jehová, y ninguno más que yo," (Is 45:6)

Yo soy el Creador, que hago todas las cosas: "que formo la luz y creo las tinieblas, que hago la paz y creo la adversidad. Yo Jehová soy el que hago todo esto." (Is 45:7)

¿Acaso podrá el hombre semejante al barro protestar contra el Creador?: "¡Ay del que pleitea con su Hacedor! ¡el tiesto con los tiestos de la tierra! ¿Dirá el barro al que lo labra: ¿Qué haces?; o tu obra: No tiene manos?" (Is 45:9)

¿Cómo podrá protestar a los padres, qué engendraste?: "¡Ay del que dice al padre: ¿Por qué engendraste? y a la mujer: ¿Por qué diste a luz?!" (Is 45:10)

La profecía del sufrimiento de Cristo: "Di mi cuerpo a los heridores, y mis mejillas a los que me mesaban la barba; no escondí mi rostro de injurias y de esputos." (Is 50:6)

Jesucristo es menospreciado por la gente: "Subirá cual renuevo delante de él, y como raíz de tierra seca; no hay parecer en él, ni hermosura; le veremos, mas sin atractivo para que le deseemos. Despreciado y desechado entre los hombres, varón de dolores, experimentado en quebranto; y como que escondimos de él el rostro, fue menospreciado, y no lo estimamos." (Is 53:2-3)

Jesucristo sufre por nuestros pecados y faltas: "Ciertamente llevó él nuestras enfermedades, y sufrió nuestros dolores; y nosotros le tuvimos por azotado, por herido de Dios y abatido. Mas él herido fue por nuestras rebeliones, molido por nuestros pecados; el castigo de nuestra paz fue sobre él, y por su llaga fuimos nosotros curados." (Is 53:4-5)

Cristo no abre su boca aún en la angustia del sufrimiento: "Todos nosotros nos descarriamos como ovejas, cada cual se apartó por su camino; mas Jehová cargó en él el pecado de todos nosotros. Angustiado él, y afligido, no abrió su boca; como cordero fue llevado al matadero; y como oveja delante de sus trasquiladores, enmudeció, y no abrió su boca." (Is 53:6-7)

La salvación a través del sufrimiento, es la voluntad de Dios: "Con todo eso, Jehová quiso quebrantarlo, sujetándole a padecimiento. Cuando haya puesto su vida en expiación por el pecado, verá linaje, vivirá por largos días, y la voluntad de Jehová será en su mano prosperada." (Is 53:10)

Cristo carga el pecado de la humanidad: "Verá el fruto de la aflicción de su alma, y quedará satisfecho; por su conocimiento justificará mi siervo justo a muchos, y llevará las iniquidades de ellos." (Is 53:11)

Venid a las aguas todos los sedientos: "A todos los sedientos: Venid a las aguas; y los que no tienen dinero, venid, comprad y comed. Venid, comprad sin dinero y sin precio, vino y leche." (Is 55:1)

Oídme atentamente y se deleitará vuestra alma: "¿Por qué gastáis el dinero en lo que no es pan, y vuestro trabajo en lo que no sacia? Oídme atentamente, y comed del bien, y se deleitará vuestra alma con grosura." (Is 55:2)

Inclinad vuestro oído, vení a mí, y vivirá vuestra alma: "Inclinad vuestro oído, y venid a mí; oíd, y vivirá vuestra alma; y haré con vosotros pacto eterno, las misericordias firmes a David."(Is 55:3)

Busca a Jehová: "Buscad a Jehová mientras puede ser hallado, llamadle en tanto que está cercano." (Is 55:6)

Deja tus pensamiento y busca a Dios: "Deje el impío su camino, y el hombre inicuo sus pensamientos, y vuélvase a Jehová, el cual tendrá de él misericordia, y al Dios nuestro, el cual será amplio en perdonar." (is 55:7)

La palabra de Dios no es en vano, sino que produce frutos: "Porque como desciende de los cielos la lluvia y la nieve, y no vuelve allá, sino que riega la tierra, y la hace germinar y producir, y da semilla al que siembra, y pan al que come, así será mi palabra que sale de mi boca; no volverá a mí vacía, sino que hará lo que yo quiero, y será prosperada en aquello para que la envié." (Is 55:10-11)

Mi casa será llamada casa de oración para todos los pueblos: "yo los llevaré a mi santo monte, y los recrearé en mi casa de oración; sus holocaustos y sus sacrificios serán aceptos sobre mi altar; porque mi casa será llamada casa de oración para todos los pueblos." (Is 56:7)

Dios está con el humilde de corazón: "Porque así dijo el Alto y Sublime, el que habita la eternidad, y cuyo nombre es el Santo: Yo habito en la altura y la santidad, y con el quebrantado y humilde de espíritu, para hacer vivir el espíritu de los humildes, y para vivificar el corazón de los quebrantados.." (Is 57:15)

El ayuno que agrada a Dios: "¿No es más bien el ayuno que yo escogí, desatar las ligaduras de impiedad, soltar las cargas de opresión, y dejar ir libres a los quebrantados, y que rompáis todo yugo?" (Is 58:6)

Invoca a Dios y él te responderá: "Entonces invocarás, y te oirá Jehová; clamarás, y dirá él: Heme aquí. Si quitares de en medio de ti el yugo, el dedo amenazador, y el hablar vanidad;" (Is 58:9)

Alimenta al hambriento: "¿No es que partas tu pan con el hambriento, y a los pobres errantes albergues en casa; que cuando veas al desnudo, lo cubras, y no te escondas de tu hermano?" (Is 58:7)

Tu sanidad será pronto: "Entonces nacerá tu luz como el alba, y tu salvación se dejará ver pronto; e irá tu justicia delante de ti, y la gloria de Jehová será tu retaguardia." (Is 58:8)

Tu luz brillará en la oscuridad: "y si dieres tu pan al hambriento, y saciares al alma afligida, en las tinieblas nacerá tu luz, y tu oscuridad será como el mediodía." (Is 58:10)

Serás como manantial de agua, cuyas aguas nunc faltan: "Jehová te pastoreará siempre, y en las sequías saciará tu alma, y dará vigor a tus huesos; y serás como huerto de riego, y como manantial de aguas, cuyas aguas nunca faltan." (Is 58:11)

Si honras el día sagrado: "Si retrajeres del día de reposo tu pie, de hacer tu voluntad en mi día santo, y lo llamares delicia, santo, glorioso de Jehová; y lo venerares, no andando en tus propios caminos, ni buscando tu voluntad, ni hablando tus propias palabras," (Is 58:13)

Te gozarás en el Señor: "entonces te deleitarás en Jehová; y yo te haré subir sobre las alturas de la tierra, y te daré a comer la heredad de Jacob tu padre; porque la boca de Jehová lo ha hablado." (Is 58:14)

Razones por las que Dios no oye la oración: "He aquí que no se ha acortado la mano de

Jehová para salvar, ni se ha agravado su oído para oír; pero vuestras iniquidades han hecho división entre vosotros y vuestro Dios, y vuestros pecados han hecho ocultar de vosotros su rostro para no oír.

Porque vuestras manos están contaminadas de sangre, y vuestros dedos de iniquidad; vuestros labios pronuncian mentira, habla maldad vuestra lengua." (Is 59:1-3)

El Señor es nuestro Padre: "Ahora pues, Jehová, tú eres nuestro padre; nosotros barro, y tú el que nos formaste; así que obra de tus manos somos todos nosotros." (Is 64:8)

Pastor conforme a mi corazón: "y os daré pastores según mi corazón, que os apacienten con ciencia y con inteligencia." (Jer 3:15)

Obra conforme a todos los caminos que yo te mando, y serás bendecido. "Mas esto les mandé, diciendo: Escuchad mi voz, y seré a vosotros por Dios, y vosotros me seréis por pueblo; y andad en todo camino que os mande, para que os vaya bien." (Jer 7:23)

Pueblos que no prestan atención y se endurecieron: "Y no oyeron ni inclinaron su oído; antes caminaron en sus propios consejos, en la dureza de su corazón malvado, y fueron hacia atrás y no hacia adelante," (Jer 7:24)

Si me invocas te oiré: "Entonces me invocaréis, y vendréis y oraréis a mí, y yo os oiré;" (Jer 29:12)

Si me buscas me encontrarás: "y me buscaréis y me hallaréis, porque me buscaréis de todo vuestro corazón." (Jer 29:13)

Para bendecirlos, no se a apartado de ellos: "Y haré con ellos pacto eterno, que no me volveré atrás de hacerles bien, y pondré mi temor en el corazón de ellos, para que no se aparten de mí." (Jer 32:40)

Me alegraré haciéndoles bien: "Y me alegraré con ellos haciéndoles bien, y los plantaré en esta tierra en verdad, de todo mi corazón y de toda mi alma." (Jer 32:41)

Te enseñaré misterios que tú no conoces: "Clama a mí, y yo te responderé, y te enseñaré cosas grandes y ocultas que tú no conoces." (Jer 33:3)

Juicio contra los que no se arrepienten: "Ahora pronto derramaré mi ira sobre ti, y cumpliré en ti mi furor, y te juzgaré según tus caminos; y pondré sobre ti tus abominaciones. Y mi ojo no perdonará, ni tendré misericordia; según tus caminos pondré sobre ti, y en medio de ti estarán tus abominaciones; y sabréis que yo Jehová soy el que castiga." (Ezq 7:8-9)

Todas las almas son mías, tanto del padre como del hijo: "He aquí que todas las almas son mías; como el alma del padre, así el alma del hijo es mía; el alma que pecare, ésa morirá." (Ezq 18:4)

"¿Quiero yo la muerte del impío? dice Jehová el Señor. ¿No vivirá, si se apartare de sus caminos?" (Ezq 18:23)

"Porque no quiero la muerte del que muere, dice Jehová el Señor; convertíos, pues, y viviréis." (Ezq 18:32)

La oración de Daniel: "Cuando Daniel supo

que el edicto había sido firmado, entró en su casa, y abiertas las ventanas de su cámara que daban hacia Jerusalén, se arrodillaba tres veces al día, y oraba y daba gracias delante de su Dios, como lo solía hacer antes." (Dn 6:10)

Los últimos tiempos: "Y muchos de los que duermen en el polvo de la tierra serán despertados, unos para vida eterna, y otros para vergüenza y confusión perpetua. Los entendidos resplandecerán como el resplandor del firmamento; y los que enseñan la justicia a la multitud, como las estrellas a perpetua eternidad." (Dn 12:2-3)

Solo el que tiene sabiduría podrá entender: "Muchos serán limpios, y emblanquecidos y purificados; los impíos procederán impíamente, y ninguno de los impíos entenderá, pero los entendidos comprenderán." (Dn 12:10)

Los hijos y pueblos sin conocimiento de Dios perecerán: "Mi pueblo fue destruido, porque le faltó conocimiento. Por cuanto desechaste el conocimiento, yo te echaré del sacerdocio; y porque olvidaste la ley de tu Dios, también yo me olvidaré de tus hijos." (Os 4:6)

Consecuencia del pecado: "Comerán, pero no se saciarán; fornicarán, mas no se multiplicarán, porque dejaron de servir a Jehová." (Os 4:10)

Acércate al Señor con fe: "Y conoceremos, y proseguiremos en conocer a Jehová; como el alba está dispuesta su salida, y vendrá a nosotros como la lluvia, como la lluvia tardía y temprana a la tierra." (Os 6:3)

Dios desea que lo conozcan más que los holoscaustos: "Porque misericordia quiero, y no sacrificio, y conocimiento de Dios más que holocaustos." (Os 6:6)

El que está saciado se hace soberbio, y se olvida de Dios: "Mas yo soy Jehová tu Dios desde la tierra de Egipto; no conocerás, pues, otro dios fuera de mí, ni otro salvador sino a mí." (Os 13:4)

"En sus pastos se saciaron, y repletos, se ensoberbeció su corazón; por esta causa se olvidaron de mí." (Os 13:6)

Volveos a Dios con ayuno: "Por eso pues, ahora, dice Jehová, convertíos a mí con todo

vuestro corazón, con ayuno y lloro y lamento."
(Jl 2:12)

Rasgad vuestro corazón, y volveos a Dios:
"Rasgad vuestro corazón, y no vuestros vestidos, y convertíos a Jehová vuestro Dios; porque misericordioso es y clemente, tardo para la ira y grande en misericordia, y que se duele del castigo." (Jl 2:13)

La soberanía de Dios: "También os detuve la lluvia tres meses antes de la siega; e hice llover sobre una ciudad, y sobre otra ciudad no hice llover; sobre una parte llovió, y la parte sobre la cual no llovió, se secó." (Am 4:7)

Hambruna sobre la tierra: "He aquí vienen días, dice Jehová el Señor, en los cuales enviaré hambre a la tierra, no hambre de pan, ni sed de agua, sino de oír la palabra de Jehová." (Am 8:11)

Está cerca el día de la: "Porque cercano está el día de Jehová sobre todas las naciones; como tú hiciste se hará contigo; tu recompensa volverá sobre tu cabeza." (Abd 1:15)

Dios prepara un gran pez para Jonás: "Pero Jehová tenía preparado un gran pez que tragase a Jonás; y estuvo Jonás en el vientre del pez tres días y tres noches." (Jon 1:17)

Profecía del nacimiento de Cristo: "Pero tú, Belén Efrata, pequeña para estar entre las familias de Judá, de ti me saldrá el que será Señor en Israel; y sus salidas son desde el principio, desde los días de la eternidad." (Miq 5:2)

Dios declara lo que es bueno: "Oh hombre, él te ha declarado lo que es bueno, y qué pide Jehová de ti: solamente hacer justicia, y amar misericordia, y humillarte ante tu Dios." (Miq 6:8)

El justo por la fe vivirá: "He aquí que aquel cuya alma no es recta, se enorgullece; mas el justo por su fe vivirá." (Hab 2:4)

Calle delante de Él toda la tierra: "Mas Jehová está en su santo templo; calle delante de él toda la tierra." (Hab 2:20)

Aunque no haya abundancia material, me

alegraré en Dios: "Aunque la higuera no florezca, Ni en las vides haya frutos, Aunque falte el producto del olivo, Y los labrados no den mantenimiento, Y las ovejas sean quitadas de la majada, Y no haya vacas en los corrales; Con todo, yo me alegraré en Jehová, Y me gozaré en el Dios de mi salvación." (Hab 3:17-18)

Castigo sobre los que no tienen fe: "Respondió el ángel de Jehová y dijo: Oh Jehová de los ejércitos, ¿hasta cuándo no tendrás piedad de Jerusalén, y de las ciudades de Judá, con las cuales has estado airado por espacio de setenta años?" (Zac 1:12)

El fin de los incrédulos: "Por tanto, serán saqueados sus bienes, y sus casas asoladas; edificarán casas, mas no las habitarán, y plantarán viñas, mas no beberán el vino de ellas." (Sof 1:13)

Hiriendo al pastor, las ovejas serán dispersadas: "Levántate, oh espada, contra el pastor, y contra el hombre compañero mío, dice Jehová de los ejércitos. Hiere al pastor, y serán dispersadas las ovejas; y haré volver mi mano contra los pequeñitos." (Zac 13:7)

La destrución de un tercio de toda la tierra: "Y acontecerá en toda la tierra, dice Jehová, que las dos terceras partes serán cortadas en ella, y se perderán; mas la tercera quedará en ella." (Zac 13:8)

El resto será probado como oro: "Y meteré en el fuego a la tercera parte, y los fundiré como se funde la plata, y los probaré como se prueba el oro. El invocará mi nombre, y yo le oiré, y diré: Pueblo mío; y él dirá: Jehová es mi Dios." (Zac 13:9)

Vosotros menospreciáis el nombre del Señor: "El hijo honra al padre, y el siervo a su señor. Si, pues, soy yo padre, ¿dónde está mi honra? y si soy señor, ¿dónde está mi temor? dice Jehová de los ejércitos a vosotros, oh sacerdotes, que menospreciáis mi nombre. Y decis: ¿En qué hemos menospreciado tu nombre?" (Mal 1:6)

Ofrecísteis sobre el altar pan inmundo: "En que ofrecéis sobre mi altar pan inmundo. Y dijisteis: ¿En qué te hemos deshonrado? En que

pensáis que la mesa de Jehová es despreciable."
(Mal 1:7)

¿Cómo recibirá el Señor lo enfermo y ciego?: "Y cuando ofrecéis el animal ciego para el sacrificio, ¿no es malo? Asimismo cuando ofrecéis el cojo o el enfermo, ¿no es malo? Preséntalo, pues, a tu príncipe; ¿acaso se agradará de ti, o le serás acepto? dice Jehová de los ejércitos." (Mal 1:8)

Dios no aceptará lo hurtado: "Habéis además dicho: ¡Oh, qué fastidio es esto! y me despreciáis, dice Jehová de los ejércitos; y trajisteis lo hurtado, o cojo, o enfermo, y presentasteis ofrenda. ¿Aceptaré yo eso de vuestra mano? dice Jehová." (Mal 1:13)

Ofrece como sacrificio lo limpio por amor a mi nombre: "Porque desde donde el sol nace hasta donde se pone, es grande mi nombre entre las naciones; y en todo lugar se ofrece a mi nombre incienso y ofrenda limpia, porque grande es mi nombre entre las naciones, dice Jehová de los ejércitos." (Mal 1:11)

El que ofrece lo inmundo será rechazado

con su ofrenda: "He aquí, yo os dañaré la sementera, y os echaré al rostro el estiércol, el estiércol de vuestros animales sacrificados, y seréis arrojados juntamente con él." (Mal 2:3)

No hagas lo vano en el altar: "¿Quién también hay de vosotros que cierre las puertas o alumbre mi altar de balde? Yo no tengo complacencia en vosotros, dice Jehová de los ejércitos, ni de vuestra mano aceptaré ofrenda." (Mal 1:10)

¿Cómo podéis agradarle?: "Ahora, pues, orad por el favor de Dios, para que tenga piedad de nosotros. Pero ¿cómo podéis agradarle, si hacéis estas cosas? dice Jehová de los ejércitos." (Mal 1:9)

Si no oyes mis palabras serás maldecido: "Si no oyereis, y si no decidís de corazón dar gloria a mi nombre, ha dicho Jehová de los ejércitos, enviaré maldición sobre vosotros, y maldeciré vuestras bendiciones; y aun las he maldecido, porque no os habéis decidido de corazón." (Mal 2:2)

En la boca del sacerdote debe haber ley de

verdad y conocimiento: "La ley de verdad estuvo en su boca, e iniquidad no fue hallada en sus labios; en paz y en justicia anduvo conmigo, y a muchos hizo apartar de la iniquidad. Porque los labios del sacerdote han de guardar la sabiduría, y de su boca el pueblo buscará la ley; porque mensajero es de Jehová de los ejércitos." (Mal 2:6-7)

El hombre roba a Dios en el diezmo y las ofrendas: "¿Robará el hombre a Dios? Pues vosotros me habéis robado. Y dijisteis: ¿En qué te hemos robado? En vuestros diezmos y ofrendas." (Mal 3:8)

El que le roba a Dios será maldito: "Malditos sois con maldición, porque vosotros, la nación toda, me habéis robado." (Mal 3:9)

Probadme y traed todos los diezmos: "Traed todos los diezmos al alfolí y haya alimento en mi casa; y probadme ahora en esto, dice Jehová de los ejércitos, si no os abriré las ventanas de los cielos, y derramaré sobre vosotros bendición hasta que sobreabunde." (Mal 3:10)

Abundarán los frutos con la ayuda de Jehová Dios: "Reprenderé también por vosotros al devorador, y no os destruirá el fruto de la tierra, ni vuestra vid en el campo será estéril, dice Jehová de los ejércitos." (Mal 3:11)

Vuestra tierra será deseable y todas las naciones serán bendecidas: "Y todas las naciones os dirán bienaventurados; porque seréis tierra deseable, dice Jehová de los ejércitos." (Mal 3:12)

Mas a Vosotros nacerá el sol de justicia: "Mas a vosotros los que teméis mi nombre, nacerá el Sol de justicia, y en sus alas traerá salvación; y saldréis, y saltaréis como becerros de la manada." (Mal.4:2)

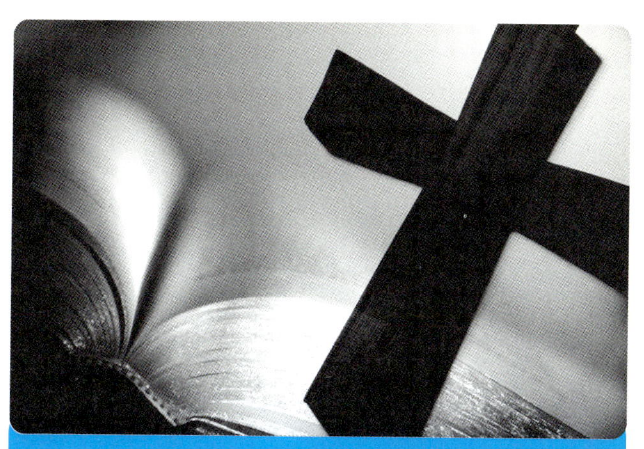

Pan de Vida 365 días

| Nuevo Testamento |

Pan de Vida 365 días
(Nuevo Testamento)

Genealogía de Jesucristo: "Libro de la genealogía de Jesucristo, hijo de David, hijo de Abraham." (Mt 1:1)

Él salvará a su pueblo de sus pecados: "Y dará a luz un hijo, y llamarás su nombre JESÚS, porque él salvará a su pueblo de sus pecados." (Mt 1:21)

Llamarás su nombre Emanuel: "He aquí, una virgen concebirá y dará a luz un hijo, Y llamarás su nombre Emanuel, que traducido es: Dios con nosotros." (Mt 1:23)

No sólo de pan vivirá el hombre, sino de la Palabra de Dios: "Él respondió y dijo: Escrito está: No sólo de pan vivirá el hombre, sino de toda palabra que sale de la boca de Dios." (Mt 4:4)

Os haré pescadores de hombres: "Y les dijo: Venid en pos de mí, y os haré pescadores de hombres." (Mt 4:19)

Las 8 bienaventuranzas de Jesucristo

1. **Bienaventurados los pobres en espíritu,** porque de ellos es el reino de los cielos.
2. **Bienaventurados los que lloran,** porque ellos recibirán consolación.
3. **Bienaventurados los mansos,** porque ellos recibirán la tierra por heredad.
4. **Bienaventurados los que tienen hambre y sed de justicia,** porque ellos serán saciados.
5. **Bienaventurados los misericordiosos,** porque ellos alcanzarán misericordia.
6. **Bienaventurados los de limpio corazón,** porque ellos verán a Dios.
7. **Bienaventurados los pacificadores,** porque ellos serán llamados hijos de Dios. (Mt 5:3-9)

8. **Bienaventurados los que padecen persecución por causa de la justicia**, porque de ellos es el reino de los cielos. /Bienaventurados sois cuando por mi causa os vituperen y os persigan, y digan toda clase de mal contra vosotros, mintiendo. /Gozaos y alegraos, porque vuestro galardón es grande en los cielos: porque así persiguieron a los profetas que fueron antes de vosotros. (Mt 5:10-12)

Vosotros sois la sal de la tierra: "Vosotros sois la sal de la tierra: pero si la sal se desvaneciere, ¿con qué será salada? No sirve más para nada, sino para ser echada fuera y hollada por los hombres." (Mt 5:13)

Vosotros sois la luz del mundo: "Vosotros sois la luz del mundo: una ciudad asentada sobre un monte no se puede esconder." (Mt 5:14)

Para que vean vuestras buenas obras: "Así alumbre vuestra luz delante de los hombres, para que vean vuestras buenas obras, y glorifiquen a vuestro Padre que está en los cielos." (Mt 5:16)

Hasta que pasen el cielo y la tierra: "Porque de cierto os digo que hasta que pasen el cielo y la tierra, ni una jota ni una tilde pasará de la ley, hasta que todo se haya cumplido." (Mt 5:18)

El que lo hace y enseña será llamado grande en el reino de los cielos: "De manera que cualquiera que quebrante uno de estos mandamientos muy pequeños, y así enseñe a los hombres, muy pequeño será llamado en el reino de los cielos: mas cualquiera que los haga y los enseñe, éste será llamado grande en el reino de los cielos." (Mt 5:19)

Deja allí tu ofrenda delante del altar y reconcíliata primero con tu hermano: "Por tanto, si traes tu ofrenda al altar, y allí te acuerdas de que tu hermano tiene algo contra ti, deja allí tu ofrenda delante del altar, y anda, reconcíliate primero con tu hermano, y entonces ven y presenta tu ofrenda." (Mt 5:23-24)

Ya adulteró en su corazón: "Pero yo os digo que cualquiera que mira a una mujer para codiciarla, ya adulteró con ella en su corazón." (Mt 5:28)

Si tu ojo derecho o mano derecha te es ocasión de caer, córtala y échala: "Por tanto, si tu ojo derecho te es ocasión de caer, sácalo, y échalo de ti: pues mejor te es que se pierda uno de tus miembros, y no que todo tu cuerpo sea echado al infierno. / Y si tu mano derecha te es ocasión de caer, córtala, y échala de ti: pues mejor te es que se pierda uno de tus miembros, y no que todo tu cuerpo sea echado al infierno." (Mt 5:29-30)

Ama a tus enemigos y ora por ellos: "Pero yo os digo: Amad a vuestros enemigos, bendecid a los que os maldicen, haced bien a los que os aborrecen, y orad por los que os ultrajan y os persiguen:" (Mt 5:44)

Dios hace salir el sol sobre malos y buenos: "para que seáis hijos de vuestro Padre que está en los cielos, que hace salir su sol sobre malos y buenos, y que hace llover sobre justos e injustos." (Mt 5:45)

Si amáis a los que os aman: "Porque si amáis a los que os aman, ¿qué recompensa tendréis? ¿No hacen también lo mismo los publicanos?"

(Mt 5:46)

Si saludáis a vuestros hermanos solamente: "Y si saludáis a vuestros hermanos solamente, ¿qué hacéis de más? ¿No hacen también así los gentiles?" (Mt 5:47)

Sed perfectos como vuestro Dios es perfecto: "Sed, pues, vosotros perfectos, como vuestro Padre que está en los cielos es perfecto." (Mt 5:48)

La caridad debe hacerse en secreto: "Mas cuando tú des limosna, no sepa tu izquierda lo que hace tu derecha, /para que sea tu limosna en secreto: y tu Padre que ve en lo secreto te recompensará en público." (Mt 6:3-4)

No uséis vanas repeticiones en la oración: "Y orando, no uséis vanas repeticiones, como los gentiles, que piensan que por su palabrería serán oídos." (Mt 6:7)

Si perdonáis a los hombres sus ofensas: "Porque si perdonáis a los hombres sus ofensas, os perdonará también a vosotros vuestro Padre celestial; /mas si no perdonáis a los hombres sus ofensas, tampoco vuestro Padre os perdonará vuestras ofensas." (Mt 6:14-15)

No muestre cara triste cuando ayunes: "Cuando ayunéis, no seáis austeros, como los hipócritas; porque ellos demudan sus rostros para mostrar a los hombres que ayunan; de cierto os digo que ya tienen su recompensa." (Mt 6:16)

Donde está el tesoro ahí está el corazón: "Porque donde esté vuestro tesoro, allí estará también vuestro corazón." (Mt 6:21)

No os hagáis tesoros en la tierra: "No os hagáis tesoros en la tierra, donde la polilla y el orín corrompen, y donde ladrones minan y hurtan;" (Mt 6:19)

Haceos tesoros en el cielo: "sino haceos tesoros en el cielo, donde ni la polilla ni el orín corrompen, y donde ladrones no minan ni hurtan." (Mt 6:20)

Ninguno puede servir a dos señores: "Ninguno puede servir a dos señores; porque o aborrecerá al uno y amará al otro, o estimará al uno y menospreciará al otro. No podéis servir a

Dios y a las riquezas." (Mt 6:24)

La vida es más importante que la comida y la ropa: "Por tanto os digo: No os afanéis por vuestra vida, qué habéis de comer o qué habéis de beber; ni por vuestro cuerpo, qué habéis de vestir. ¿No es la vida más que el alimento, y el cuerpo más que el vestido?" (Mt 6:25)

El afán no añade la estatura: "¿Y quién de vosotros podrá, por mucho que se afane, añadir a su estatura un codo?" (Mt 6:27)

No os afanéis qué comeremos o qué beberemos: "No os afanéis, pues, diciendo: ¿Qué comeremos, o qué beberemos, o qué vestiremos?" (Mt 6:31)

Vuestro Padre celestial sabe vuestra necesidad: "Porque los gentiles buscan todas estas cosas; pero vuestro Padre celestial sabe que tenéis necesidad de todas estas cosas." (Mt 6:32)

Buscad primeramente el reino de Dios y su justicia: "Mas buscad primeramente el reino de Dios y su justicia, y todas estas cosas os serán añadidas." (Mt 6:33)

Basta a cada día su propio mal: "Así que, no os afanéis por el día de mañana, porque el día de mañana traerá su afán. Basta a cada día su propio mal." (Mt 6:34)

No juzguéis: "No juzguéis, para que no seáis juzgados./ Porque con el juicio con que juzgáis, seréis juzgados, y con la medida con que medís, os será medido." (Mt 7:1-2)

¿Por qué miras la paja del ojo ajeno, y no ves la viga en tus ojos?: "¿Y por qué miras la paja que está en el ojo de tu hermano, y no echas de ver la viga que está en tu propio ojo?/ ¿O cómo dirás a tu hermano: Déjame sacar la paja de tu ojo, y he aquí la viga en el ojo tuyo?" (Mt 7:3-4)

No deis lo santo a los perros: "No deis lo santo a los perros, ni echéis vuestras perlas delante de los cerdos, no sea que las pisoteen, y se vuelvan y os despedacen." (Mt 7:6)

Pedid, buscad, llamad: "Pedid, y se os dará; buscad, y hallaréis; llamad, y se os abrirá./ Porque todo aquel que pide, recibe; y el que busca, halla; y al que llama, se le abrirá." (Mt 7:7-8)

Aún los malos saben dar lo bueno a sus hijos: "Pues si vosotros, siendo malos, sabéis dar buenas dádivas a vuestros hijos, ¿cuánto más vuestro Padre que está en los cielos dará buenas cosas a los que le pidan?" (Mt 7:11)

Debes servir a los demás, como quieres que te sirvan: "Así que, todas las cosas que queráis que los hombres hagan con vosotros, así también haced vosotros con ellos; porque esto es la ley y los profetas." (Mt 7:12)

Entrad por la puerta estrecha: "Entrad por la puerta estrecha; porque ancha es la puerta, y espacioso el camino que lleva a la perdición, y muchos son los que entran por ella;/porque estrecha es la puerta, y angosto el camino que lleva a la vida, y pocos son los que la hallan." (Mt 7:13-14)

Guardaos de los falsos profetas: "Guardaos de los falsos profetas, que vienen a vosotros con vestidos de ovejas, pero por dentro son lobos rapaces." (Mt 7:15)

El árbol bueno da frutos buenos: "No puede el buen árbol dar malos frutos, ni el árbol malo dar frutos buenos./ Todo árbol que no da buen fruto, es cortado y echado en el fuego." (Mt 7:18-19)

No todo el que me dice: Señor, Señor, entrará en el reino de los cielos : "No todo el que me dice: Señor, Señor, entrará en el reino de los cielos, sino el que hace la voluntad de mi Padre que está en los cielos." (Mt 7:21)

No seáis hacedores de maldad: "Muchos me dirán en aquel día: Señor, Señor, ¿no profetizamos en tu nombre, y en tu nombre echamos fuera demonios, y en tu nombre hicimos muchos milagros? / Y entonces les declararé: Nunca os conocí; apartaos de mí, hacedores de maldad." (Mt 7:22-23)

El que oye mis palabras y las hace es como el hombre que edificó su casa sobre la roca: "Cualquiera, pues, que me oye estas palabras, y las hace, le compararé a un hombre prudente, que edificó su casa sobre la roca. / Descendió lluvia, y vinieron ríos, y soplaron vientos, y golpearon contra aquella casa; y no cayó, porque estaba fundada sobre la roca." (Mt 7:24-25)

El que oye mis palabras y no las haces es como el que edifica su casa sobre arena: "Pero cualquiera que me oye estas palabras y no las hace, le compararé a un hombre insensato, que edificó su casa sobre la arena; y descendió lluvia, y vinieron ríos, y soplaron vientos, y dieron con ímpetu contra aquella casa; y cayó, y fue grande su ruina." (Mt 7:26-27)

Jesús sana y echa demonios con la palabra: "Y cuando llegó la noche, trajeron a él muchos endemoniados; y con la palabra echó fuera a los demonios, y sanó a todos los enfermos;" (Mt 8:16)

Aun las zorras tienen guaridas: "Jesús le dijo: Las zorras tienen guaridas, y las aves del cielo nidos; mas el Hijo del Hombre no tiene dónde recostar su cabeza." (Mt 8:20)

Jesús reprende a los vientos y al mar: "Él les dijo: ¿Por qué teméis, hombres de poca fe? Entonces, levantándose, reprendió a los vientos y al mar; y se hizo grande bonanza." (Mt 8:26)

Vino nuevo en odres nuevos: "Ni echan vino nuevo en odres viejos; de otra manera los odres se rompen, y el vino se derrama, y los odres se pierden; pero echan el vino nuevo en odres nuevos, y lo uno y lo otro se conservan juntamente." (Mt 9:17)

Tu fe te ha salvado: "Pero Jesús, volviéndose y mirándola, dijo: Ten ánimo, hija; tu fe te ha salvado. Y la mujer fue salva desde aquella hora." (Mt 9:22)

Jesús proclama el evangelio del reino de los cielos: "Recorría Jesús todas las ciudades y aldeas, enseñando en las sinagogas de ellos, y predicando el evangelio del reino, y sanando toda enfermedad y toda dolencia en el pueblo." (Mt 9:35)

Jesús tuvo compasión viendo a la multitud: "Y al ver las multitudes, tuvo compasión de ellas; porque estaban desamparadas y dispersas como ovejas que no tienen pastor." (Mt 9:36)

En el mundo hay mucha mies pero pocos obreros: "Entonces dijo a sus discípulos: A la verdad la mies es mucha, mas los obreros pocos.

/ Rogad, pues, al Señor de la mies, que envíe obreros a su mies."(Mt 9:37-38)

De gracia recibisteis, dad de gracia: "Sanad enfermos, limpiad leprosos, resucitad muertos, echad fuera demonios; de gracia recibisteis, dad de gracia." (Mt 10:8)

No sois vosotros los que habláis: "Porque no sois vosotros los que habláis, sino el Espíritu de vuestro Padre que habla en vosotros." (Mt 10:20)

Seréis aborrecidos de todos por causa de mi nombre: "Y seréis aborrecidos de todos por causa de mi nombre; mas el que persevere hasta el fin, éste será salvo."(Mt 10:22)

No temáis a la muerte física, sino a la muerte espiritual: "Y no temáis a los que matan el cuerpo, mas el alma no pueden matar; temed más bien a aquel que puede destruir el alma y el cuerpo en el infierno." (Mt 10:28)

Si Dios no lo permite, ni un ave caerá al suelo: "¿No se venden dos pajarillos por un cuarto? Con todo, ni uno de ellos cae a tierra sin vuestro Padre." (Mt 10:29)

Si me confiesas delante de los hombres, yo también te confesaré delante de Dios: "A cualquiera, pues, que me confiese delante de los hombres, yo también le confesaré delante de mi Padre que está en los cielos." (Mt 10:32)

El que me niega delante de los hombres, yo también le negaré delante de Dios: "Y a cualquiera que me niegue delante de los hombres, yo también le negaré delante de mi Padre que está en los cielos." (Mt 10:33)

Ama más al Señor que a tus padres e hijos: "El que ama a padre o madre más que a mí, no es digno de mí; el que ama a hijo o hija más que a mí, no es digno de mí;"(Mt 10:37)

El que no toma su cruz y sigue en pos de mí: "y el que no toma su cruz y sigue en pos de mí, no es digno de mí." (Mt 10:38)

El que pierde su vida por causa de mí, la hallará: "El que halla su vida, la perderá; y el que pierde su vida por causa de mí, la hallará." (Mt 10:39)

El que a vosotros recibe, a mí me recibe: "El

que a vosotros recibe, a mí me recibe; y el que me recibe a mí, recibe al que me envió." (Mt 10:40)

El que recibe a un profeta por cuanto es profeta: "El que recibe a un profeta por cuanto es profeta, recompensa de profeta recibirá; y el que recibe a un justo por cuanto es justo, recompensa de justo recibirá." (Mt 10:41)

Hay recompensa aún para quien da un vaso de agua fría por ser discípulo: "Y cualquiera que dé a uno de estos pequeñitos un vaso de agua fría solamente, por cuanto es discípulo, de cierto os digo que no perderá su recompensa." (Mt 10:42)

Venid a mí todos los que estáis trabajados y cargados: "Venid a mí todos los que estáis trabajados y cargados, y yo os haré descansar./ Llevad mi yugo sobre vosotros, y aprended de mí, que soy manso y humilde de corazón; y hallaréis descanso para vuestras almas;/ porque mi yugo es fácil, y ligera mi carga." (Mt 11:28-30)

Pecado contra el Espíritu Santo: "Por tanto os digo: Todo pecado y blasfemia será perdonado a los hombres; mas la blasfemia contra el Espíritu no les será perdonada./ A cualquiera que dijere alguna palabra contra el Hijo del Hombre, le será perdonado; pero al que hable contra el Espíritu Santo, no le será perdonado, ni en este siglo ni en el venidero" (Mt 12:31-32)

El que hace la voluntad de Dios es mi hermano y hermana:

"Porque todo aquel que hace la voluntad de mi Padre que está en los cielos, ése es mi hermano, y hermana, y madre." (Mt 12:50)

Parábola de la cizaña y el trigo:

"Él les dijo: No, no sea que al arrancar la cizaña, arranquéis también con ella el trigo. / Dejad crecer juntamente lo uno y lo otro hasta la siega; y al tiempo de la siega yo diré a los segadores: Recoged primero la cizaña, y atadla en manojos para quemarla; pero recoged el trigo en mi granero." (Mt 13:29-30)

El reino de los cielos es un tesoro escondido:

"Además, el reino de los cielos es semejante a un tesoro escondido en un campo, el cual un hombre halla, y lo esconde de nuevo; y gozoso por ello va y vende todo lo que tiene, y compra aquel campo." (Mt 13:44)

Los malos serán apartados y echados en el horno de fuego: "Así será al fin del siglo: saldrán los ángeles, y apartarán a los malos de entre los justos, /y los echarán en el horno de fuego; allí será el lloro y el crujir de dientes." (Mt 13:49-50)

Jesús realiza el milagro de los cinco panes y dos peces: "Entonces mandó a la gente recostarse sobre la hierba; y tomando los cinco panes y los dos peces, y levantando los ojos al cielo, bendijo, y partió y dio los panes a los discípulos, y los discípulos a la multitud./ Y comieron todos, y se saciaron; y recogieron lo que sobró de los pedazos, doce cestas llenas./ Y los que comieron fueron como cinco mil hombres, sin contar las mujeres y los niños." (Mt 14:19-21)

Si el ciego guía a otros ciego, ambos caerán al hoyo: "Dejadlos; son ciegos guías de ciegos; y si el ciego guiare al ciego, ambos caerán en el hoyo." (Mt 15:14)

La confesión de Pedro: "Respondiendo Simón

Pedro, dijo: Tú eres el Cristo, el Hijo del Dios viviente." (Mt 16:16)

Bienaventurado eres Simón: "Entonces le respondió Jesús: Bienaventurado eres, Simón, hijo de Jonás, porque no te lo reveló carne ni sangre, sino mi Padre que está en los cielos." (Mt 16:17)

Sobre la roca edificaré mi iglesia: "Y yo también te digo, que tú eres Pedro, y sobre esta roca edificaré mi iglesia; y las puertas del Hades no prevalecerán contra ella." (Mt 16:18)

A ti te daré las llaves del reino de los cielos: "Y a ti te daré las llaves del reino de los cielos; y todo lo que atares en la tierra será atado en los cielos; y todo lo que desatares en la tierra será desatado en los cielos." (Mt 16:19)

Si alguno quiere venir en pos de mí: "Entonces Jesús dijo a sus discípulos: Si alguno quiere venir en pos de mí, niéguese a sí mismo, y tome su cruz, y sígame." (Mt 16:24)

¿Qué aprovechará al hombre, si ganare todo el mundo, y perdiere su alma?: "Porque ¿qué aprovechará al hombre, si ganare todo el mundo, y perdiere su alma? ¿O qué recompensa dará el hombre por su alma?" (Mt 16:26)

Pagará conforme a sus obras: "Porque el Hijo del Hombre vendrá en la gloria de su Padre con sus ángeles, y entonces pagará a cada uno conforme a sus obras." (Mt 16:27)

Lo que desatéis en la tierra, será desatado en el cielo: "De cierto os digo que todo lo que atéis en la tierra, será atado en el cielo; y todo lo que desatéis en la tierra, será desatado en el cielo." (Mt 18:18)

Si pidieren poniéndose de acuerdo: "Otra vez os digo, que si dos de vosotros se pusieren de acuerdo en la tierra acerca de cualquiera cosa que pidieren, les será hecho por mi Padre que está en los cielos." (Mt 18:19)

Donde están dos o tres congregados en mi nombre: "Porque donde están dos o tres congregados en mi nombre, allí estoy yo en medio de ellos." (Mt 18:20)

El que quiera hacerse grande: "Mas entre

vosotros no será así, sino que el que quiera hacerse grande entre vosotros será vuestro servidor," (Mt 20:26)

El que quiera ser el primero: "el que quiera ser el primero entre vosotros será vuestro siervo;" (Mt 20:27)

Jesús no vino para ser servido: "como el Hijo del Hombre no vino para ser servido, sino para servir, y para dar su vida en rescate por muchos." (Mt 20:28)

Todo lo que pidiereis en oración, creyendo: "Y todo lo que pidiereis en oración, creyendo, lo recibiréis." (Mt 21:22)

Son pocos los escogidos: "Porque muchos son llamados, y pocos escogidos." (Mt 22:14)

El primer mandamiento de Jesús: "Jesús le dijo: Amarás al Señor tu Dios con todo tu corazón, y con toda tu alma, y con toda tu mente./ Éste es el primero y grande mandamiento." (Mt 22:37-38)

El segundo mandamiento de Jesús: "Y el segundo es semejante: Amarás a tu prójimo como a ti mismo./ De estos dos mandamientos depende toda la ley y los profetas." (Mt 22:39-40)

El que se enaltece: "El que es el mayor de vosotros, sea vuestro siervo./ Porque el que se enaltece será humillado, y el que se humilla será enaltecido." (Mt 23:11-12)

Haz esto sin dejar de hacer lo otro: "¡Ay de vosotros, escribas y fariseos, hipócritas! porque diezmáis la menta y el eneldo y el comino, y dejáis lo más importante de la ley: la justicia, la misericordia y la fe. Esto era necesario hacer, sin dejar de hacer aquello." (Mt 23:23)

Principio de dolores: "Porque vendrán muchos en mi nombre, diciendo: Yo soy el Cristo; y a muchos engañarán. / Y oiréis de guerras y rumores de guerras; mirad que no os turbéis, porque es necesario que todo esto acontezca; pero aún no es el fin. / Porque se levantará nación contra nación, y reino contra reino; y habrá pestes, y hambres, y terremotos en diferentes lugares. / Y todo esto será principio de dolores." (Mt 24:5-8)

Os entregarán a tribulación: "Entonces os

entregarán a tribulación, y os matarán, y seréis aborrecidos de todas las gentes por causa de mi nombre. / Muchos tropezarán entonces, y se entregarán unos a otros, y unos a otros se aborrecerán. / Y muchos falsos profetas se levantarán, y engañarán a muchos; / y por haberse multiplicado la maldad, el amor de muchos se enfriará. / Mas el que persevere hasta el fin, éste será salvo." (Mt 24:9-13)

Cuando el evangelio del reino se predique en todo el mundo, vendrá el fin: "Y será predicado este evangelio del reino en todo el mundo, para testimonio a todas las naciones; y entonces vendrá el fin." (Mt 24:14)

Los falsos profetas tentarán: "Entonces, si alguno os dijere: Mirad, aquí está el Cristo, o mirad, allí está, no lo creáis. / Porque se levantarán falsos Cristos, y falsos profetas, y harán grandes señales y prodigios, de tal manera que engañarán, si fuere posible, aun a los escogidos." (Mt 24:23-24)

El día de la segunda venida de Jesús: "E inmediatamente después de la tribulación de aquellos días, el sol se oscurecerá, y la luna no dará su resplandor, y las estrellas caerán del cielo, y las potencias de los cielos serán conmovidas." (Mt 24:29)

El Hijo del Hombre vendrá sobre las subes: "Entonces aparecerá la señal del Hijo del Hombre en el cielo; y entonces lamentarán todas las tribus de la tierra, y verán al Hijo del Hombre viniendo sobre las nubes del cielo, con poder y gran gloria." (Mt 24:30)

Juntará a los escogidos: "Y enviará sus ángeles con gran voz de trompeta, y juntarán a sus escogidos, de los cuatro vientos, desde un extremo del cielo hasta el otro." (Mt 24:31)

Aprended de la parábola de la higuera: "De la higuera aprended la parábola: Cuando ya su rama está tierna, y brotan las hojas, sabéis que el verano está cerca." (Mt 24:32)

El día y la hora nadie sabe: "Pero del día y la hora nadie sabe, ni aun los ángeles de los cielos, sino sólo mi Padre." (Mt 24:36)

Cuando ya su rama está tierna, y brotan las hojas, sabéis que el verano está cerca: "De la higuera aprended la parábola: Cuando ya su rama está tierna, y brotan las hojas, sabéis que el verano está cerca. / Así también vosotros, cuando veáis todas estas cosas, conoced que está cerca, a las puertas." (Mt 24:32-33)

"El cielo y la tierra pasarán, pero mis palabras no pasarán." (Mt 24:35)

Parábola de los talentos: "Porque al que tiene, le será dado, y tendrá más; y al que no tiene, aun lo que tiene le será quitado." (Mt 25:29)

En cuanto lo hiciste a uno de estos mis hermanos más pequeños: "Y respondiendo el Rey, les dirá: De cierto os digo que en cuanto lo hicisteis a uno de estos mis hermanos más pequeños, a mí lo hicisteis." (Mt 25:40)

"E irán éstos al castigo eterno, y los justos a la vida eterna." (Mt 25:46)

La última cena, haced esto en memoria: "Y mientras comían, tomó Jesús el pan, y bendijo, y lo partió, y dio a sus discípulos, y dijo: Tomad, comed; esto es mi cuerpo. / Y tomando la copa, y habiendo dado gracias, les dio, diciendo:

Bebed de ella todos; / porque esto es mi sangre del nuevo pacto, que por muchos es derramada para remisión de los pecados." (Mt 26:26-28)

La oración de Jesús en Getsemaní: "Entonces llegó Jesús con ellos a un lugar que se llama Getsemaní, y dijo a sus discípulos: Sentaos aquí, entre tanto que voy allí y oro." (Mt 26:36)

No sea como yo quiero, sino como tú: "Yendo un poco adelante, se postró sobre su rostro, orando y diciendo: Padre mío, si es posible, pase de mí esta copa; pero no sea como yo quiero, sino como tú." (Mt 26:39)

Velad y orad para que no entréis en tentación: "Vino luego a sus discípulos, y los halló durmiendo, y dijo a Pedro: ¿Así que no habéis podido velar conmigo una hora? Velad y orad, para que no entréis en tentación; el espíritu a la verdad está dispuesto, pero la carne es débil." (Mt 26:40 41)

Hubo tinieblas sobre toda la tierra: "Y desde la hora sexta hubo tinieblas sobre toda la tierra hasta la hora novena./ Mas Jesús, habiendo otra vez clamado a gran voz, entregó el espíritu."

(Mt 27:45, 50)

El velo del templo se rasgó: "Y he aquí, el velo del templo se rasgó en dos, de arriba abajo; y la tierra tembló, y las rocas se partieron;" (Mt 27:51)

La resurrección de Jesús: "y se abrieron los sepulcros, y muchos cuerpos de santos que habían dormido, se levantaron; / y saliendo de los sepulcros, después de la resurrección de él, vinieron a la santa ciudad, y aparecieron a muchos. / El centurión, y los que estaban con él guardando a Jesús, visto el terremoto, y las cosas que habían sido hechas, temieron en gran manera, y dijeron: Verdaderamente éste era Hijo de Dios." (Mt 27:52-54)

La comisión dada a los discípulos: "Por tanto, id, y haced discípulos a todas las naciones, bautizándolos en el nombre del Padre, y del Hijo, y del Espíritu Santo; / enseñándoles que guarden todas las cosas que os he mandado; y he aquí yo estoy con vosotros todos los días, hasta el fin del mundo. Amén." (Mt 28:19-20)

Principio del evangelio de Jesucristo:

"Principio del evangelio de Jesucristo, Hijo de Dios." (Mr 1:1)

Cuando subía del agua: "Y luego, cuando subía del agua, vio abrirse los cielos, y al Espíritu como paloma que descendía sobre él." (Mr 1:10)

Vino una voz de los cielos: Y vino una voz de los cielos que decía: Tú eres mi Hijo amado; en ti tengo complacencia. (Mr 1:11)

Arrepentíos y creed en el evangelio: "diciendo: El tiempo se ha cumplido, y el reino de Dios se ha acercado; arrepentíos, y creed en el evangelio." (Mr 1:15)

Haré que seáis pescadores de hombres: "Y les dijo Jesús: Venid en pos de mí, y haré que seáis pescadores de hombres."(Mr 1:17)

Para esto he venido: "Él les dijo: Vamos a los lugares vecinos, para que predique también allí; porque para esto he venido." (Mr 1:38)

Los sanos no tienen necesidad de médico: "Al oír esto Jesús, les dijo: Los sanos no tienen necesidad de médico, sino los enfermos. No he venido a llamar a justos, sino a pecadores." (Mr 2:17)

El Hijo del Hombre es Señor del día de reposo: "También les dijo: El día de reposo fue hecho por causa del hombre, y no el hombre por causa del día de reposo. / Por tanto, el Hijo del Hombre es Señor aun del día de reposo." (Mr 2:27-28)

Todo lo malo sale del interior del hombre: "Pero decía, que lo que del hombre sale, eso contamina al hombre. / Porque de dentro, del corazón de los hombres, salen los malos pensamientos, los adulterios, las fornicaciones, los homicidios, / los hurtos, las avaricias, las maldades, el engaño, la lascivia, la envidia, la maledicencia, la soberbia, la insensatez. / Todas estas maldades de dentro salen, y contaminan al hombre." (Mr 7:20-23)

El que pierda su vida por causa del evangelio: "Porque todo el que quiera salvar su vida, la perderá; y todo el que pierda su vida por causa de mí y del evangelio, la salvará." (Mr 8:35)

Al que cree todo le es posible: "Jesús le dijo:

Si puedes creer, al que cree todo le es posible."
(Mr 9:23)

Ninguno hay bueno, sino sólo Dios: "Jesús le dijo: ¿Por qué me llamas bueno? Ninguno hay bueno, sino sólo uno, Dios." (Mr 10:18)

Entrar un rico en el reino de Dios: "Más fácil es pasar un camello por el ojo de una aguja, que entrar un rico en el reino de Dios." (Mr 10:25)

Predicad el evangelio a toda criatura: "Y les dijo: Id por todo el mundo y predicad el evangelio a toda criatura." (Mr 16:15)

El que creyere y fuere bautizado, será salvo: "El que creyere y fuere bautizado, será salvo; mas el que no creyere, será condenado." (Mr 16:16)

Señales que siguen a los creyentes: "Y estas señales seguirán a los que creen: En mi nombre echarán fuera demonios; hablarán nuevas lenguas; tomarán en las manos serpientes, y si bebieren cosa mortífera, no les hará daño; sobre los enfermos pondrán sus manos, y sanarán." (Mr 16:17-18)

El nacimiento de Jesús: "Y ahora, concebirás en tu vientre, y darás a luz un hijo, y llamarás su nombre JESÚS./ Entonces María dijo al ángel: ¿Cómo será esto? pues no conozco varón. / Respondiendo el ángel, le dijo: El Espíritu Santo vendrá sobre ti, y el poder del Altísimo te cubrirá con su sombra; por lo cual también el Santo Ser que nacerá, será llamado Hijo de Dios." (Lc 1:31, 34-35)

Comienzo de la evangelización de Jesús: "El Espíritu del Señor está sobre mí, Por cuanto me ha ungido para dar buenas nuevas a los pobres; Me ha enviado a sanar a los quebrantados de corazón; A pregonar libertad a los cautivos, Y vista a los ciegos; A poner en libertad a los oprimidos;" (Lc 4:18)

He venido a llamar a pecadores al arrepentimiento: "No he venido a llamar a justos, sino a pecadores al arrepentimiento." (Lc 5:32)

Dad, y se os dará: "Dad, y se os dará; medida buena, apretada, remecida y rebosando darán en vuestro regazo; porque con la misma medida con que medís, os volverán a medir." (Lc 6:38)

El que quiere venir en pos de mí, niéguese a sí mismo: "Y decía a todos: Si alguno quiere venir en pos de mí, niéguese a sí mismo, tome su cruz cada día, y sígame." (Lc 9:23)

Deja que los muertos se encarguen de los muertos: "Jesús le dijo: Deja que los muertos entierren a sus muertos; y tú ve, y anuncia el reino de Dios." (Lc 9:60)

Ninguno que poniendo su mano en el arado mira hacia atrás: "Y Jesús le dijo: Ninguno que poniendo su mano en el arado mira hacia atrás, es apto para el reino de Dios." (Lc 9:62)

En cualquier casa donde entréis, decid paz: "En cualquier casa donde entréis, primeramente decid: Paz sea a esta casa. / Y si hubiere allí algún hijo de paz, vuestra paz reposará sobre él; y si no, se volverá a vosotros." (Lc 10:5-6)

Amarás al Señor tu Dios con toda tu mente: "Aquél, respondiendo, dijo: Amarás al Señor tu Dios con todo tu corazón, y con toda tu alma, y con todas tus fuerzas, y con toda tu mente; y a tu prójimo como a ti mismo." (Lc 10:27)

Vosotros siendo malos, sabéis dar lo bueno a vuestros hijos: "Pues si vosotros, siendo malos, sabéis dar buenas dádivas a vuestros hijos, ¿cuánto más vuestro Padre celestial dará el Espíritu Santo a los que se lo pidan?" (Lc 11:13)

Aun los cabellos de vuestra cabeza están todos contados: "Pues aun los cabellos de vuestra cabeza están todos contados. No temáis, pues; más valéis vosotros que muchos pajarillos." (Lc 12:7)

La vida no consiste en la abundancia de los bienes: "Y les dijo: Mirad, y guardaos de toda avaricia; porque la vida del hombre no consiste en la abundancia de los bienes que posee." (Lc 12:15)

Si Dios se lleva tu alma este noche, ¿de quién serán tus bienes?: "y diré a mi alma: Alma, muchos bienes tienes guardados para muchos años; repósate, come, bebe, regocíjate. / Pero Dios le dijo: Necio, esta noche vienen a pedirte tu alma; y lo que has provisto, ¿de quién será?" (Lc 19:20)

Si no os arrepentís: "Os digo: No; antes si no os arrepentís, todos pereceréis igualmente." (Lc 13:3)

Jesús encuentra a la oveja perdida: "¿Qué hombre de vosotros, teniendo cien ovejas, si pierde una de ellas, no deja las noventa y nueve en el desierto, y va tras la que se perdió, hasta encontrarla?" (Lc 15:4)

El hijo pródigo vuelve a su padre: "Y levantándose, vino a su padre. Y cuando aún estaba lejos, lo vio su padre, y fue movido a misericordia, y corrió, y se echó sobre su cuello, y le besó. / Y el hijo le dijo: Padre, he pecado contra el cielo y contra ti, y ya no soy digno de ser llamado tu hijo. / Pero el padre dijo a sus siervos: Sacad el mejor vestido, y vestidle; y poned un anillo en su mano, y calzado en sus pies. / Y traed el becerro gordo y matadlo, y comamos y hagamos fiesta; / porque este mi hijo muerto era, y ha revivido; se había perdido, y es hallado. Y comenzaron a regocijarse." (Lc 15:20-24)

El que es fiel en lo poco también lo será en

lo grande: "El que es fiel en lo muy poco, también en lo más es fiel; y el que en lo muy poco es injusto, también en lo más es injusto." (Lc 16:10)

La petición del rico que es atormentado en el infierno: "Y en el Hades alzó sus ojos, estando en tormentos, y vio de lejos a Abraham, y a Lázaro en su seno. / Entonces él, dando voces, dijo: Padre Abraham, ten misericordia de mí, y envía a Lázaro para que moje la punta de su dedo en agua, y refresque mi lengua; porque estoy atormentado en esta llama." (Lc 16:23-24)

El rico y el Lázaro, el infierno y el reino de los cielos: "Pero Abraham le dijo: Hijo, acuérdate que recibiste tus bienes en tu vida, y Lázaro también males; pero ahora éste es consolado aquí, y tú atormentado. / Además de todo esto, una gran sima está puesta entre nosotros y vosotros, de manera que los que quisieren pasar de aquí a vosotros, no pueden, ni de allá pasar acá." (Lc 16:25-26)

El que no cree en el evangelista o predicador, tampoco creerá a un resucitado:

"Él entonces dijo: No, padre Abraham; pero si alguno fuere a ellos de entre los muertos, se arrepentirán. / Mas Abraham le dijo: Si no oyen a Moisés y a los profetas, tampoco se persuadirán aunque alguno se levantare de los muertos." (Lc 16:30-31)

Perdona al arrepentido: "Y si siete veces al día pecare contra ti, y siete veces al día volviere a ti, diciendo: Me arrepiento; perdónale." (Lc 17:4)

Uno de los diez leprosos sanados: "La ley y los profetas eran hasta Juan; desde entonces el reino de Dios es anunciado, y todos se esfuerzan por entrar en él. / Pero más fácil es que pasen el cielo y la tierra, que se frustre una tilde de la ley. / Todo el que repudia a su mujer, y se casa con otra, adultera; y el que se casa con la repudiada del marido, adultera. / Había un hombre rico, que se vestía de púrpura y de lino fino, y hacia cada día banquete con esplendidez." (Lc 16:16-19)

Es más difícil que un rico entre al reino de los cielos: "Al ver Jesús que se había entristecido mucho, dijo: ¡Cuán difícilmente entrarán en el reino de Dios los que tienen riquezas! / Porque es más fácil pasar un camello por el ojo de una aguja, que entrar un rico en el reino de Dios." (Lc 18:24-25)

Zaqueo se arrepiente ante Jesús: "Entonces Zaqueo, puesto en pie, dijo al Señor: He aquí, Señor, la mitad de mis bienes doy a los pobres; y si en algo he defraudado a alguno, se lo devuelvo cuadruplicado." (Lc 19:8)

Jesús busca y salva a los hijos de Abraham: "Jesús le dijo: Hoy ha venido la salvación a esta casa; por cuanto él también es hijo de Abraham."(Lc 19:9)

El Hijo del Hombre vino: "Porque el Hijo del Hombre vino a buscar y a salvar lo que se había perdido." (Lc 19:10)

Dios no es Dios de muertos: "Porque Dios no es Dios de muertos, sino de vivos, pues para él todos viven." (Lc 20:38)

Jesús observa la ofrenda de la viuda pobre: "Vio también a una viuda muy pobre, que echaba allí dos blancas. / Y dijo: En verdad os digo, que esta viuda pobre echó más que todos. / Porque todos aquéllos echaron para las ofrendas de Dios de lo que les sobra; mas ésta, de su pobreza echó todo el sustento que tenía." (Lc 21:2-4)

La segunda venida de Jesús en las nubes: "Entonces verán al Hijo del Hombre, que vendrá en una nube con poder y gran gloria."(Lc 21:27)

Velad, aquel día vendrá de repente sobre la tierra: "Mirad también por vosotros mismos, que vuestros corazones no se carguen de glotonería y embriaguez y de los afanes de esta vida, y venga de repente sobre vosotros aquel día. / Porque como un lazo vendrá sobre todos los que habitan sobre la faz de toda la tierra. / Velad, pues, en todo tiempo orando que seáis tenidos por dignos de escapar de todas estas cosas que vendrán, y de estar en pie delante del Hijo del Hombre." (Lc 21:34-36)

Jesús oraba intensamente, de modo que sudaba como grandes gotas de sangre: "Y estando en agonía, oraba más intensamente; y era su sudor como grandes gotas de sangre que caían hasta la tierra." (Lc 22:44)

No lloréis por mí, sino llorad por vosotras mismas y por vuestros hijos: "Pero Jesús, vuelto hacia ellas, les dijo: Hijas de Jerusalén, no lloréis por mí, sino llorad por vosotras mismas y por vuestros hijos." (Lc 23:28)

En el principio el Verbo era con Dios: "En el principio era el Verbo, y el Verbo era con Dios, y el Verbo era Dios. /Éste era en el principio con Dios. / Todas las cosas por él fueron hechas, y sin él nada de lo que ha sido hecho, fue hecho." (Jn 1:1-3)

Era la luz verdadera que alumbra a todo hombre: "Aquella luz verdadera, que alumbra a todo hombre, venía a este mundo. / En el mundo estaba, y el mundo por él fue hecho; pero el mundo no le conoció. / A lo suyo vino, y los suyos no le recibieron." (Jn 1:9-11)

El Verbo fue hecho carne: "Y aquel Verbo fue hecho carne, y habitó entre nosotros (y vimos su gloria, gloria como del unigénito del Padre), lleno de gracia y de verdad." (Jn 1:14)

El testimonio de Juan el Bautista sobre Jesús: "El siguiente día vio Juan a Jesús que venía a él, y dijo: He aquí el Cordero de Dios, que quita el pecado del mundo." (Jn 1:29)

El que no naciere de agua y del Espíritu: "Respondió Jesús: De cierto, de cierto te digo, que el que no naciere de agua y del Espíritu, no puede entrar en el reino de Dios. / Lo que es nacido de la carne, carne es; y lo que es nacido del Espíritu, espíritu es." (Jn 3:5-6)

Todo el que cree en Jesús tiene vida eterna: "para que todo aquel que en él cree, no se pierda, mas tenga vida eterna." (Jn 3:15)

De tal manera amó Dios al mundo que ha dado a su Hijo unigénito: "Porque de tal manera amó Dios al mundo, que ha dado a su Hijo unigénito, para que todo aquel que en él cree, no se pierda, mas tenga vida eterna." (Jn 3:16)

Dios envió a su Hijo al mundo: "Porque no envió Dios a su Hijo al mundo para condenar al mundo, sino para que el mundo sea salvo por él." (Jn 3:17)

El que en él cree, no es condenado: "El que en él cree, no es condenado; pero el que no cree, ya ha sido condenado, porque no ha creído en el nombre del unigénito Hijo de Dios." (Jn 3:18)

El que bebiere del agua que yo le daré, no tendrá sed jamás: "Respondió Jesús y le dijo: Cualquiera que bebiere de esta agua, volverá a tener sed;/ mas el que bebiere del agua que yo le daré, no tendrá sed jamás; sino que el agua que yo le daré será en él una fuente de agua que salte para vida eterna." (Jn 4:13-14)

Dios es Espíritu, y los que le adoran: "Dios es Espíritu; y los que le adoran, en espíritu y en verdad es necesario que adoren." (Jn 4:24)

La comida de Jesús: "Jesús les dijo: Mi comida es que haga la voluntad del que me envió, y que acabe su obra." (Jn 4:34)

La autoridad del Hijo: "Respondió entonces Jesús, y les dijo: De cierto, de cierto os digo: No puede el Hijo hacer nada por sí mismo, sino lo que ve hacer al Padre; porque todo lo que el Padre hace, también lo hace el Hijo igualmente.

/ Porque el Padre ama al Hijo, y le muestra todas las cosas que él hace; y mayores obras que estas le mostrará, de modo que vosotros os maravilléis. / Porque como el Padre levanta a los muertos, y les da vida, así también el Hijo a los que quiere da vida." (Jn 5:19-21)

El que cree en mí tiene vida eterna y ha pasado de muerte a vida: "De cierto, de cierto os digo: El que oye mi palabra, y cree al que me envió, tiene vida eterna; y no vendrá a condenación, mas ha pasado de muerte a vida." (Jn 5:24)

Los que oyen la voz del Hijo de Dios vivirán: "De cierto, de cierto os digo: Viene la hora, y ahora es, cuando los muertos oirán la voz del Hijo de Dios; y los que la oyeren vivirán." (Jn 5:25)

Los que están en los sepulcros resucitarán algunos para vida otros para condenación: "No os maravilléis de esto; porque vendrá hora cuando todos los que están en los sepulcros oirán su voz; / y los que hicieron lo bueno, saldrán a resurrección de vida; mas los que hicieron lo malo, a resurrección de condenación." (Jn 5:28-29)

No tenéis la Palabra en vosotros, porque no creéis en Dios: "ni tenéis su palabra morando en vosotros; porque a quien él envió, vosotros no creéis." (Jn 5:38)

Las Escrituras dan testimonio de mi: "Escudriñad las Escrituras; porque a vosotros os parece que en ellas tenéis la vida eterna; y ellas son las que dan testimonio de mí;" (Jn 5:39)

Pan de vida que da Dios: "Y Jesús les dijo: De cierto, de cierto os digo: No os dio Moisés el pan del cielo, mas mi Padre os da el verdadero pan del cielo. / Porque el pan de Dios es aquel que descendió del cielo y da vida al mundo." (Jn 6:32-33)

Los que en mí creen: "Jesús les dijo: Yo soy el pan de vida; el que a mí viene, nunca tendrá hambre; y el que en mí cree, no tendrá sed jamás." (Jn 6:35)

Ninguno puede venir a mí, si el Padre no le trajere: "Ninguno puede venir a mí, si el Padre que me envió no le trajere; y yo le resucitaré en el día postrero." (Jn 6:44)

El que come de este pan vivirá para siempre: "Yo soy el pan vivo que descendió del cielo; si alguno comiere de este pan, vivirá para siempre; y el pan que yo daré es mi carne, la cual yo daré por la vida del mundo." (Jn 6:51)

El espíritu es el que da vida: "El espíritu es el que da vida; la carne para nada aprovecha; las palabras que yo os he hablado son espíritu y son vida." (Jn 6:63)

Si no le fuere dado del Padre: "Y dijo: Por eso os he dicho que ninguno puede venir a mí, si no le fuere dado del Padre." (Jn 6:65)

El que cree en mí, como dice la Escritura: "El que cree en mí, como dice la Escritura, de su interior correrán ríos de agua viva." (Jn 7:38)

Vosotros sois de abajo, yo soy de arriba: "Y les dijo: Vosotros sois de abajo, yo soy de arriba; vosotros sois de este mundo, yo no soy de este mundo." (Jn 8:23)

Si no creéis moriréis en vuestros pecados:

"Por eso os dije que moriréis en vuestros pecados; porque si no creéis que yo soy, en vuestros pecados moriréis." (Jn 8:24)

La verdad os hará libres: "y conoceréis la verdad, y la verdad os hará libres." (Jn 8:32)

Si el Hijo os libertare: "Así que, si el Hijo os libertare, seréis verdaderamente libres." (Jn 8:36)

El que es de Dios oye las Palabras de Dios: "El que es de Dios, las palabras de Dios oye; por esto no las oís vosotros, porque no sois de Dios." (Jn 8:47)

De cierto, de cierto os digo: "De cierto, de cierto os digo, que el que guarda mi palabra, nunca verá muerte." (Jn 8:51)

Las ovejas conocen la voz del pastor y lo oyen: "A éste abre el portero, y las ovejas oyen su voz; y a sus ovejas llama por nombre, y las saca. / Y cuando ha sacado fuera todas las propias, va delante de ellas; y las ovejas le siguen, porque conocen su voz. / Mas al extraño no seguirán, sino huirán de él, porque no conocen la voz de los extraños." (Jn 10:3-5)

Yo soy la puerta de las ovejas: "Yo soy la puerta; el que por mí entrare, será salvo; y entrará, y saldrá, y hallará pastos." (Jn 10:9)

Yo soy el buen pastor: "El ladrón no viene sino para hurtar y matar y destruir; yo he venido para que tengan vida, y para que la tengan en abundancia. / Yo soy el buen pastor; el buen pastor su vida da por las ovejas. / Mas el asalariado, y que no es el pastor, de quien no son propias las ovejas, ve venir al lobo y deja las ovejas y huye, y el lobo arrebata las ovejas y las dispersa." (Jn 10:10-12)

Pongo mi vida por las ovejas: "así como el Padre me conoce, y yo conozco al Padre; y pongo mi vida por las ovejas." (Jn 10:15)

La Biblia no puede ser quebrantada: "Si llamó dioses a aquellos a quienes vino la palabra de Dios(y la Escritura no puede ser quebrantada)," (Jn 10:35)

Aunque no me creáis a mí, creed a las obras: "Mas si las hago, aunque no me creáis a mí, creed a las obras, para que conozcáis y creáis que el Padre está en mí, y yo en el

Padre." (Jn 10:38)

Yo soy la resurrección y la vida: "Le dijo Jesús: Yo soy la resurrección y la vida; el que cree en mí, aunque esté muerto, vivirá. / Y todo aquel que vive y cree en mí, no morirá eternamente. ¿Crees esto?" (Jn 11:25-26)

Si un grano de trigo cae a tierra y muere, produce muchos frutos: "De cierto, de cierto os digo, que si el grano de trigo no cae en la tierra y muere, queda solo; pero si muere, lleva mucho fruto." (Jn 12:24)

Si alguno me sirve, sígame: "Si alguno me sirve, sígame; y donde yo estuviere, allí también estará mi servidor. Si alguno me sirviere, mi Padre le honrará." (Jn 12:26)

Jesús lava los pies de los discípulos: "Luego puso agua en un lebrillo, y comenzó a lavar los pies de los discípulos, y a enjugarlos con la toalla con que estaba ceñido. / Entonces vino a Simón Pedro; y Pedro le dijo: Señor, ¿tú me lavas los pies? / Respondió Jesús y le dijo: Lo que yo hago, tú no lo comprendes ahora; mas lo entenderás después." (Jn 13:5-7)

El que me recibe a mí, recibe al que me envió:
"De cierto, de cierto os digo: El que recibe al que
yo enviare, me recibe a mí; y el que me recibe a
mí, recibe al que me envió." (Jn 13:20)

Un mandamiento nuevo os doy: "Un
mandamiento nuevo os doy: Que os améis unos
a otros; como yo os he amado, que también os
améis unos a otros. / En esto conocerán todos
que sois mis discípulos, si tuviereis amor los
unos con los otros." (Jn 13:34-35)

Jesús fue a preparar morada para nosotros:
"No se turbe vuestro corazón; creéis en Dios,
creed también en mí. / En la casa de mi Padre
muchas moradas hay; si así no fuera, yo os lo
hubiera dicho; voy, pues, a preparar lugar para
vosotros. / Y si me fuere y os preparare lugar,
vendré otra vez, y os tomaré a mí mismo, para
que donde yo estoy, vosotros también estéis."
(Jn 14:1-3)

Yo soy el camino, y la verdad, y la vida:
"Jesús le dijo: Yo soy el camino, y la verdad, y
la vida; nadie viene al Padre, sino por mí." (Jn
14:6)

Pedid todo en mi nombre: "Y todo lo que pidiereis al Padre en mi nombre, lo haré, para que el Padre sea glorificado en el Hijo. / Si algo pidiereis en mi nombre, yo lo haré." (Jn 14:13-14)

Os dará otro Consolador: "Y yo rogaré al Padre, y os dará otro Consolador, para que esté con vosotros para siempre:" (Jn 14:16)

El Espíritu de verdad: "el Espíritu de verdad, al cual el mundo no puede recibir, porque no le ve, ni le conoce; pero vosotros le conocéis, porque mora con vosotros, y estará en vosotros." (Jn 14:17)

El que me ama, será amado por mi Padre: "El que tiene mis mandamientos, y los guarda, ése es el que me ama; y el que me ama, será amado por mi Padre, y yo le amaré, y me manifestaré a él." (Jn 14:21)

Os recordará todo lo que yo os he dicho: "Mas el Consolador, el Espíritu Santo, a quien el Padre enviará en mi nombre, él os enseñará todas las cosas, y os recordará todo lo que yo os he dicho." (Jn 14:26)

La paz que da el Señor: "La paz os dejo, mi paz os doy; yo no os la doy como el mundo la da. No se turbe vuestro corazón, ni tenga miedo." (Jn 14:27)

Yo soy la vid, mi Padre es el labrador: "Yo soy la vid verdadera, y mi Padre es el labrador. / Todo pámpano que en mí no lleva fruto, lo quitará; y todo aquel que lleva fruto, lo limpiará, para que lleve más fruto." (Jn 15:1-2)

Yo soy la vid, vosotros los pámpanos: "Permaneced en mí, y yo en vosotros. Como el pámpano no puede llevar fruto por sí mismo, si no permanece en la vid, así tampoco vosotros, si no permanecéis en mí. / Yo soy la vid, vosotros los pámpanos; el que permanece en mí, y yo en él, éste lleva mucho fruto; porque separados de mí nada podéis hacer. / El que en mí no permanece, será echado fuera como pámpano, y se secará; y los recogen, y los echan en el fuego, y arden." (Jn 15:4-6)

Si mis palabras permanecen en vosotros, pedid todo lo que queréis: "Si permanecéis en mí, y mis palabras permanecen en vosotros, pedid todo lo que queréis, y os será hecho." (Jn 15:7)

En esto es glorificado mi Padre, en que llevéis mucho fruto: "En esto es glorificado mi Padre, en que llevéis mucho fruto, y seáis así mis discípulos." (Jn 15:8)

No me elegisteis vosotros a mí, sino que yo os elegí a vosotros: "No me elegisteis vosotros a mí, sino que yo os elegí a vosotros, y os he puesto para que vayáis y llevéis fruto, y vuestro fruto permanezca; para que todo lo que pidiereis al Padre en mi nombre, él os lo dé." (Jn 15:16)

El Espíritu de verdad dará testimonio de mí: "Pero cuando venga el Consolador, a quien yo os enviaré del Padre, el Espíritu de verdad, el cual procede del Padre, él dará testimonio acerca de mí." (Jn 15:26)

Cuando venga el Espíritu Santo sobre vosotros, os acordaréis de mis palabras: "Mas os he dicho estas cosas, para que cuando llegue la hora, os acordéis de que ya os lo había dicho. Esto no os lo dije al principio, porque yo estaba con vosotros." (Jn 16:4)

Si no me fuera, el Consolador no vendría a vosotros: "Pero yo os digo la verdad: Os conviene que yo me vaya; porque si no me fuera, el Consolador no vendría a vosotros; mas si me fuere, os lo enviaré." (Jn 16:7)

La función del Espíritu Santo: "Y cuando él venga, convencerá al mundo de pecado, de justicia y de juicio."(Jn 16:8)

Pecado de no creer en Jesús: "De pecado, por cuanto no creen en mí;"(Jn 16:9)

El juicio a Satanás que gobierna el mundo: "y de juicio, por cuanto el príncipe de este mundo ha sido ya juzgado." (Jn 16:11)

Cuando venga el Espíritu de verdad, él os guiará a toda la verdad: "Pero cuando venga el Espíritu de verdad, él os guiará a toda la verdad; porque no hablará por su propia cuenta, sino que hablará todo lo que oyere, y os hará saber las cosas que habrán de venir." (Jn 16:13)

Tendréis aflicción; pero confiad, yo he vencido al mundo: "He aquí la hora viene, y ha venido ya, en que seréis esparcidos cada uno por su lado, y me dejaréis solo; mas no estoy solo, porque el Padre está conmigo. / Estas cosas os he hablado para que en mí tengáis paz. En el mundo tendréis aflicción; pero confiad, yo he vencido al mundo." (Jn 16:32-33)

Vida eterna: "Y ésta es la vida eterna: que te conozcan a ti, el único Dios verdadero, y a Jesucristo, a quien has enviado." (Jn 17:3)

Los creyentes son del Padre: "Yo ruego por ellos; no ruego por el mundo, sino por los que me diste; porque tuyos son, / y todo lo mío es tuyo, y lo tuyo mío; y he sido glorificado en ellos." (Jn 17:9-10)

Que sean uno, así como nosotros: "Y ya no estoy en el mundo; mas éstos están en el mundo, y yo voy a ti. Padre santo, a los que me has dado, guárdalos en tu nombre, para que sean uno, así como nosotros." (Jn 17:11)

Que el mundo crea que tú me enviaste: "para que todos sean uno; como tú, oh Padre, en mí, y yo en ti, que también ellos sean uno en nosotros; para que el mundo crea que tú me enviaste." (Jn 17:21)

Que los has amado a ellos como también a mí me has amado: "Yo en ellos, y tú en mí, para que sean perfectos en unidad, para que el mundo conozca que tú me enviaste, y que los has amado a ellos como también a mí me has amado." (Jn 17:23)

Él le dijo: Apacienta mis corderos: "Cuando hubieron comido, Jesús dijo a Simón Pedro: Simón, hijo de Jonás, ¿me amas más que éstos? Le respondió: Sí, Señor; tú sabes que te amo. Él le dijo: Apacienta mis corderos." (Jn 21:15)

Cuando haya venido sobre vosotros el Espíritu Santo: "pero recibiréis poder, cuando haya venido sobre vosotros el Espíritu Santo, y me seréis testigos en Jerusalén, en toda Judea, en Samaria, y hasta lo último de la tierra." (Hch 1:8)

Profecía de la Segunda Venida de Jesús: "los cuales también les dijeron: Varones galileos, ¿por qué estáis mirando al cielo? Este mismo Jesús, que ha sido tomado de vosotros al cielo, así vendrá como le habéis visto ir al cielo." (Hch 1:11)

Advenimiento del Espíritu Santo: "Cuando llegó el día de Pentecostés, estaban todos unánimes juntos. / Y de repente vino del cielo un estruendo como de un viento recio que soplaba, el cual llenó toda la casa donde estaban sentados; / y se les aparecieron lenguas repartidas, como de fuego, asentándose sobre cada uno de ellos. / Y fueron todos llenos del Espíritu Santo, y comenzaron a hablar en otras lenguas, según el Espíritu les daba que hablasen." (Hch 2:1-4)

Derramaré de mi Espíritu sobre toda carne: "Y en los postreros días, dice Dios, Derramaré de mi Espíritu sobre toda carne, Y vuestros hijos y vuestras hijas profetizarán; Vuestros jóvenes verán visiones, Y vuestros ancianos soñarán sueños;" (Hch 2:17)

Todo aquel que invocare el nombre del Señor: "Y todo aquel que invocare el nombre del Señor, será salvo." (Hch 2:21)

Recibe como regalo al Espíritu Santo: "Pedro les dijo: Arrepentíos, y bautícese cada uno de vosotros en el nombre de Jesucristo para perdón de los pecados; y recibiréis el don del Espíritu

Santo." (Hch 2:38)

La comunidad de los creyentes transformados:
"Todos los que habían creído estaban juntos, y tenían en común todas las cosas; / y vendían sus propiedades y sus bienes, y lo repartían a todos según la necesidad de cada uno. / Y perseverando unánimes cada día en el templo, y partiendo el pan en las casas, comían juntos con alegría y sencillez de corazón, / alabando a Dios, y teniendo favor con todo el pueblo. Y el Señor añadía cada día a la iglesia los que habían de ser salvos." (Hch 2:44-47)

No tengo plata ni oro: "Mas Pedro dijo: No tengo plata ni oro, pero lo que tengo te doy; en el nombre de Jesucristo de Nazaret, levántate y anda." (Hch 3:6)

No hay otro nombre en que podamos ser salvos: "Y en ningún otro hay salvación; porque no hay otro nombre bajo el cielo, dado a los hombres, en que podamos ser salvos." (Hch 4:12)

La multitud de los que habían creído era de un corazón y un alma: "Y la multitud de los que habían creído era de un corazón y un alma;

y ninguno decía ser suyo propio nada de lo que poseía, sino que tenían todas las cosas en común." (Hch 4:32)

Ananías mintió al Espíritu Santo: "Y dijo Pedro: Ananías, ¿por qué llenó Satanás tu corazón para que mintieses al Espíritu Santo, y sustrajeses del precio de la heredad? / Reteniéndola, ¿no se te quedaba a ti? y vendida, ¿no estaba en tu poder? ¿Por qué pusiste esto en tu corazón? No has mentido a los hombres, sino a Dios. / Al oír Ananías estas palabras, cayó y expiró. Y vino un gran temor sobre todos los que lo oyeron." (Hch 5:3-5)

No se debe dejar la Palabra de Dios, para servir a las mesas: "Entonces los doce convocaron a la multitud de los discípulos, y dijeron: No es justo que nosotros dejemos la palabra de Dios, para servir a las mesas." (Hch 6:2)

Elección de los que son llenos del Espíritu Santo y sabiduría: "Buscad, pues, hermanos, de entre vosotros a siete varones de buen testimonio, llenos del Espíritu Santo y de sabiduría, a quienes encarguemos de este trabajo." (Hch 6:3)

Los apóstoles deben dedicarse a la oración y a la Palabra: "Y nosotros persistiremos en la oración y en el ministerio de la palabra." (Hch 6:4)

Todos los que estaban destinados a la vida eterna, creyeron: "Los gentiles, oyendo esto, se regocijaban y glorificaban la palabra del Señor, y creyeron todos los que estaban ordenados para vida eterna." (Hch 13:48)

El Señor abrió el corazón de Lidia: "Entonces una mujer llamada Lidia, vendedora de púrpura, de la ciudad de Tiatira, que adoraba a Dios, estaba oyendo; y el Señor abrió el corazón de ella para que estuviese atenta a lo que Pablo decía." (Hch 16:14)

Pablo y Silas oraron, y las puertas de la cárcel se abrieron: "Pero a medianoche, orando Pablo y Silas, cantaban himnos a Dios; y los presos los oían. / Entonces sobrevino de repente un gran terremoto, de tal manera que los cimientos de la cárcel se sacudían; y al instante se abrieron todas las puertas, y las cadenas de todos se soltaron." (Hch 16:25-26)

¿Cómo ser salvo?: "Ellos dijeron: Cree en el Señor Jesucristo, y serás salvo, tú y tu casa." (Hch 16:31)

Para dar testimonio del evangelio, ni estimo preciosa mi vida: "Pero de ninguna cosa hago caso, ni estimo preciosa mi vida para mí mismo, con tal que acabe mi carrera con gozo, y el ministerio que recibí del Señor Jesús, para dar testimonio del evangelio de la gracia de Dios." (Hch 20:24)

Saulo se encuentra con el Señor Jesús mientras perseguía a los creyentes: "Pero aconteció que yendo yo, al llegar cerca de Damasco, como a mediodía, de repente me rodeó mucha luz del cielo; / y caí al suelo, y oí una voz que me decía: Saulo, Saulo, ¿por qué me persigues? / Yo entonces respondí: ¿Quién eres, Señor? Y me dijo: Yo soy Jesús de Nazaret, a quien tú persigues." (Hch 22:6-8)

Pablo, el testigo: "Y él dijo: El Dios de nuestros padres te ha escogido para que conozcas su voluntad, y veas al Justo, y oigas la voz de su boca. / Porque serás testigo suyo a todos los hombres, de lo que has visto y oído.” (Hch 22:14-15)

Pablo, siervo de Jesucristo: “Pablo, siervo de Jesucristo, llamado a ser apóstol, apartado para el evangelio de Dios, / que él había prometido antes por sus profetas en las santas Escrituras,” (Ro 1:1-2)

Vosostros habéis sido llamados a ser de Jesucristo: “entre las cuales estáis también vosotros, llamados a ser de Jesucristo; / a todos los que estáis en Roma, amados de Dios, llamados a ser santos: Gracia y paz a vosotros, de Dios nuestro Padre y del Señor Jesucristo.” (Ro 1:6-7)

Soy deudor del evangelio: “A griegos y a no griegos, a sabios y a no sabios soy deudor. / Así que, en cuanto a mí, pronto estoy a anunciaros el evangelio también a vosotros que estáis en Roma.” (Ro 1:14-15)

No me avergüenzo del Evangelio: “Porque no me avergüenzo del evangelio, porque es poder de Dios para salvación a todo aquel que cree; al judío primeramente, y también al griego." (Ro 1:16)

Mas el justo por la fe vivirá: "Porque en el evangelio la justicia de Dios se revela por fe y para fe, como está escrito: Mas el justo por la fe vivirá." (Ro 1:17)

La gloria del Dios incorruptible: "y cambiaron la gloria del Dios incorruptible en semejanza de imagen de hombre corruptible, de aves, de cuadrúpedos y de reptiles." (Ro 1:23)

Pagará a cada uno conforme a sus obras: "el cual pagará a cada uno conforme a sus obras: / vida eterna a los que, perseverando en bien hacer, buscan gloria y honra e inmortalidad," (Ro 2:6-7)

Lo que reciben los que hacen lo malo, y los que hacen lo bueno: "tribulación y angustia sobre todo ser humano que hace lo malo, el judío primeramente y también el griego, / pero gloria y honra y paz a todo el que hace lo bueno, al judío primeramente y también al griego;" (Ro 2:9-10)

No hay justo: "Como está escrito: No hay justo, ni aun uno; / No hay quien entienda. No hay quien busque a Dios." (Ro 3:10-11)

Todos han pecado: "siendo justificados gratuitamente por su gracia, mediante la redención que es en Cristo Jesús, / a quien Dios puso como propiciación por medio de la fe en su sangre, para manifestar su justicia, a causa de haber pasado por alto, en su paciencia, los pecados pasados," (Ro 3:23-24)

La justificación es por fe: "Concluimos, pues, que el hombre es justificado por fe sin las obras de la ley." (Ro 3:28)

Dios es el que justifica por la fe: "Porque Dios es uno, y él justificará por la fe a los de la circuncisión, y por medio de la fe a los de la incircuncisión." (Ro 3:30)

La fe no invalida la ley: "¿Luego por la fe invalidamos la ley? En ninguna manera, sino que confirmamos la ley." (Ro 3:31)

Gozo también en la tribulación: "Y no sólo esto, sino que también nos gloriamos en las tribulaciones, sabiendo que la tribulación produce paciencia; / y la paciencia, prueba; y la prueba, esperanza;" (Ro 5:3-4)

Cristo murió por nosotros: "Mas Dios muestra su amor para con nosotros, en que siendo aún pecadores, Cristo murió por nosotros." (Ro 5:8)

El pecado entró en el mundo por un hombre: "Por tanto, como el pecado entró en el mundo por un hombre, y por el pecado la muerte, así la muerte pasó a todos los hombres, por cuanto todos pecaron." (Ro 5:12)

Donde no hay ley no se inculpa de pecado: "Pues antes de la ley, había pecado en el mundo; pero donde no hay ley, no se inculpa de pecado." (Ro 5:13)

Por la obediencia de un hombre los muchos serán constituídos justos: "Porque así como por la desobediencia de un hombre los muchos fueron constituidos pecadores, así también por la obediencia de uno, los muchos serán constituidos justos." (Ro 5:19)

No uses tus miembros para obedecer a la

concupiscencias, sino entregalos al Señor como instrumentos de justicia: "No reine, pues, el pecado en vuestro cuerpo mortal, de modo que lo obedezcáis en sus concupiscencias; / ni tampoco presentéis vuestros miembros al pecado como instrumentos de iniquidad, sino presentaos vosotros mismos a Dios como vivos de entre los muertos, y vuestros miembros a Dios como instrumentos de justicia."(Ro 6:12-13)

La paga del pecado es muerte: "Porque la paga del pecado es muerte, mas la dádiva de Dios es vida eterna en Cristo Jesús Señor nuestro." (Ro 6:23)

Te ha librado de la ley del pecado y de la muerte: "Ahora, pues, ninguna condenación hay para los que están en Cristo Jesús, los que no andan conforme a la carne, sino conforme al Espíritu. / Porque la ley del Espíritu de vida en Cristo Jesús me ha librado de la ley del pecado y de la muerte." (Ro 8:1-2)

Los que son de la carne piensan en las cosas de la carne: "Porque los que son de la carne piensan en las cosas de la carne; pero los que son del Espíritu, en las cosas del Espíritu."

El ocuparse de la carne es muerte: "Porque el ocuparse de la carne es muerte, pero el ocuparse del Espíritu es vida y paz." (Ro 8:6)

Los designios de la carne son enemistad contra Dios: "Por cuanto los designios de la carne son enemistad contra Dios; porque no se sujetan a la ley de Dios, ni tampoco pueden;" (Ro 8:7)

Los que viven según la carne no pueden agradar a Dios: "y los que viven según la carne no pueden agradar a Dios." (Ro 8:8)

Si alguno no tiene el Espíritu de Cristo, no es cristiano: "Mas vosotros no vivís según la carne, sino según el Espíritu, si es que el Espíritu de Dios mora en vosotros. Y si alguno no tiene el Espíritu de Cristo, no es de él." (Ro 8:9)

El cuerpo está muerto, mas el espíritu vive: "Pero si Cristo está en vosotros, el cuerpo en verdad está muerto a causa del pecado, mas el espíritu vive a causa de la justicia. / Y si el Espíritu de aquel que levantó de los muertos a Jesús mora en vosotros, el que levantó de los muertos a Cristo Jesús vivificará también vuestros cuerpos mortales por su Espíritu que mora en vosotros." (Ro 8:10-11)

No vivamos conforme a la carne: "Así que, hermanos, deudores somos, no a la carne, para que vivamos conforme a la carne; / porque si vivís conforme a la carne, moriréis; mas si por el Espíritu hacéis morir las obras de la carne, viviréis." (Ro 8:12-13)

Si somos guiados por el Espíritu Santo, somos hijos de Dios: "Porque todos los que son guiados por el Espíritu de Dios, éstos son hijos de Dios." (Ro 8:14)

Clamamos Padre a Dios: "Pues no habéis recibido el espíritu de esclavitud para estar otra vez en temor, sino que habéis recibido el espíritu de adopción, por el cual clamamos: ¡Abba, Padre!" (Ro 8:15)

El Espíritu Santo da testimonio de que somos hijos de Dios: "El Espíritu mismo da testimonio a nuestro espíritu, de que somos hijos de Dios." (Ro 8:16)

Si somos hijos, padecemos juntamente: "Y si hijos, también herederos; herederos de Dios y coherederos con Cristo, si es que padecemos juntamente con él, para que juntamente con él seamos glorificados." (Ro 8:17)

Las aflicciones presentes, y la gloria venidera: "Pues tengo por cierto que las aflicciones del tiempo presente no son comparables con la gloria venidera que en nosotros ha de manifestarse." (Ro 8:18)

El Espíritu Santo nos ayuda en nuestra deblidad: "Y de igual manera el Espíritu nos ayuda en nuestra debilidad; pues qué hemos de pedir como conviene, no lo sabemos, pero el Espíritu mismo intercede por nosotros con gemidos indecibles." (Ro 8:26)

A los que conforme a su propósito son llamados: "Y sabemos que a los que aman a Dios, todas las cosas les ayudan a bien, esto es, a los que conforme a su propósito son llamados." (Ro 8:28)

Los que antes conoció Dios: "Porque a los que antes conoció, también los predestinó para que fuesen hechos conformes a la imagen de su Hijo, para que él sea el primogénito entre muchos hermanos." (Ro 8:29)

A los que predestinó, a éstos también llamó: "Y a los que predestinó, a éstos también llamó; y a los que llamó, a éstos también justificó; y a los que justificó, a éstos también glorificó." (Ro 8:30)

No escatimó ni a su propio Hijo: "El que no escatimó ni a su propio Hijo, sino que lo entregó por todos nosotros, ¿cómo no nos dará también con él todas las cosas?" (Ro 8:32)

¿Quién nos separará del amor de Cristo? : "¿Quién nos separará del amor de Cristo? ¿Tribulación, o angustia, o persecución, o hambre, o desnudez, o peligro, o espada?" (Ro 8:35)

No los que son hijos según la carne son los hijos de Dios: "ni por ser descendientes de Abraham, son todos hijos; sino: En Isaac te será llamada descendencia. / Esto es: No los que son hijos según la carne son los hijos de Dios, sino que los que son hijos según la promesa son contados como descendientes." (Ro 9:7-8)

El propósito de Dios no es por las obras: "(pues no habían aún nacido, ni habían hecho aún ni bien ni mal, para que el propósito de Dios conforme a la elección permaneciese, no por las obras sino por el que llama)," (Ro 9:11)

No depende del que quiere, sino solo de Dios: "Así que no depende del que quiere, ni del que corre, sino de Dios que tiene misericordia." (Ro 9:16)

La soberanía de Dios: "De manera que de quien quiere, tiene misericordia, y al que quiere endurecer, endurece." (Ro 9:18)

La potestad del alfarero: "¿O no tiene potestad el alfarero sobre el barro, para hacer de la misma masa un vaso para honra y otro para deshonra?" (Ro 9:21)

Si creyeres en tu corazón, serás salvo: "que si confesares con tu boca que Jesús es el Señor, y creyeres en tu corazón que Dios le levantó de los muertos, serás salvo." (Ro 10:9)

Con la boca se confiesa para salvación: "Porque con el corazón se cree para justicia, pero con la boca se confiesa para salvación." (Ro 10:10)

El que invocare el nombre del Señor, será salvo: "porque todo aquel que invocare el nombre del Señor, será salvo." (Ro 10:13)

Importancia de anunciar el evangelio: "¿Cómo, pues, invocarán a aquel en el cual no han creído? ¿Y cómo creerán en aquel de quien no han oído? ¿Y cómo oirán sin haber quien les predique? / ¿Y cómo predicarán si no fueren enviados? Como está escrito: ¡Cuán hermosos son los pies de los que anuncian la paz, de los que anuncian buenas nuevas!" (Ro 10:14-15)

La fe viene por el oír: "Así que la fe es por el oír, y el oír, por la palabra de Dios." (Ro 10:17)

Todas las cosas proceden del Señor: "Porque de él, y por él, y para él, son todas las cosas. A él sea la gloria por los siglos. Amén." (Ro 11:36)

Ofrécete como santo sacrificio vivo: "Así que,

hermanos, os ruego por las misericordias de Dios, que presentéis vuestros cuerpos en sacrificio vivo, santo, agradable a Dios, que es vuestro culto racional." (Ro 12:1)

No os conforméis a este siglo: "No os conforméis a este siglo, sino transformaos por medio de la renovación de vuestro entendimiento, para que comprobéis cuál sea la buena voluntad de Dios, agradable y perfecta." (Ro 12:2)

Tenemos en un cuerpo muchos miembros: "Porque de la manera que en un cuerpo tenemos muchos miembros, pero no todos los miembros tienen la misma función," (Ro 12:4)

Somo un cuerpo en Cristo: "así nosotros, siendo muchos, somos un cuerpo en Cristo, y todos miembros los unos de los otros." (Ro 12:5)

Los dones recibidos son diferentes: "De manera que, teniendo diferentes dones, según la gracia que nos es dada, si el de profecía, úsese conforme a la medida de la fe; / o si de servicio, en servir; o el que enseña, en la enseñanza; / el que exhorta, en la exhortación; el que reparte, con liberalidad; el que preside, con solicitud; el que hace misericordia, con alegría." (Ro 12:6-8)

El amor sea sin fingimiento: "El amor sea sin fingimiento. Aborreced lo malo, seguid lo bueno." (Ro 12:9)

Amaos los unos a los otros con amor fraternal: "Amaos los unos a los otros con amor fraternal; en cuanto a honra, prefiriéndoos los unos a los otros.;" (Ro 12:10)

Gozosos en la esperanza: "gozosos en la esperanza; sufridos en la tribulación; constantes en la oración;" (Ro 12:12)

Bendecid, y no maldigáis: "Bendecid a los que os persiguen; bendecid, y no maldigáis." (Ro 12:14)

Llorad con los que lloran: "Gozaos con los que se gozan; llorad con los que lloran." (Ro 12:15)

No seáis sabios en vuestra propia opinión: "Unánimes entre vosotros; no altivos, sino asociándoos con los humildes. No seáis sabios en vuestra propia opinión." (Ro 12:17)

No os venguéis vosotros mismos: "No os

venguéis vosotros mismos, amados míos, sino dejad lugar a la ira de Dios; porque escrito está: Mía es la venganza, yo pagaré, dice el Señor." (Ro 12:19)

Si tu enemigo tuviere hambre, dale de comer, si tuviere sed, dale de beber: "Así que, si tu enemigo tuviere hambre, dale de comer; si tuviere sed, dale de beber; pues haciendo esto, ascuas de fuego amontonarás sobre su cabeza." (Ro 12:20)

Vece con el bien el mal: "No seas vencido de lo malo, sino vence con el bien el mal." (Ro 12:21)

Sométase toda persona a las autoridades: "Sométase toda persona a las autoridades superiores; porque no hay autoridad sino de parte de Dios, y las que hay, por Dios han sido establecidas. / De modo que quien se opone a la autoridad, a lo establecido por Dios resiste; y los que resisten, acarrean condenación para sí mismos." (Ro 13:1-2)

No debáis nada a nadie: "No debáis a nadie nada, sino el amaros unos a otros; porque el que ama al prójimo, ha cumplido la ley." (Ro 13:8)

No en glotonerías ni borracheras: "Andemos como de día, honestamente; no en glotonerías y borracheras, no en lujurias y lascivias, no en contiendas y envidia," (Ro 13:13)

Vestíos del Señor Jesucristo: "sino vestíos del Señor Jesucristo, y no proveáis para los deseos de la carne." (Ro 13:14)

Si vivimos, para el Señor vivimos: "Pues si vivimos, para el Señor vivimos; y si morimos, para el Señor morimos. Así pues, sea que vivamos, o que muramos, del Señor somos." (Ro 14:8)

Señor de los muertos como de los que viven: "Porque Cristo para esto murió y resucitó, y volvió a vivir, para ser Señor así de los muertos como de los que viven." (Ro 14:9)

El reino de Dios no es comida ni bebida: "porque el reino de Dios no es comida ni bebida, sino justicia, paz y gozo en el Espíritu Santo. / Porque el que en esto sirve a Cristo, agrada a Dios, y es aprobado por los hombres." (Ro 14:1718)

Para no edificar sobre fundamento ajeno: "Y de esta manera me esforcé a predicar el evangelio, no donde Cristo ya hubiese sido nombrado, para no edificar sobre fundamento ajeno, / sino, como está escrito: Aquellos a quienes nunca les fue anunciado acerca de él, verán; Y los que nunca han oído de él, entenderán." (Ro 15:20-21)

La palabra de la cruz: "Porque la palabra de la cruz es locura a los que se pierden; pero a los que se salvan, esto es, a nosotros, es poder de Dios." (1Co 1:18)

La sabiduría de Dios: "Pues ya que en la sabiduría de Dios, el mundo no conoció a Dios mediante la sabiduría, agradó a Dios salvar a los creyentes por la locura de la predicación." (1Co 1:21)

Mas para los llamados: "mas para los llamados, así judíos como griegos, Cristo poder de Dios, y sabiduría de Dios." (1Co 1:24)

Lo débil del mundo escogió Dios: "sino que lo necio del mundo escogió Dios, para avergonzar a los sabios; y lo débil del mundo escogió Dios, para avergonzar a lo fuerte;" (1Co 1:27)

Sabiduría de Dios en misterio: "Mas hablamos sabiduría de Dios en misterio, la sabiduría oculta, la cual Dios predestinó antes de los siglos para nuestra gloria," (1Co 2:7)

El poder del Espíritu Santo: "Pero Dios nos las reveló a nosotros por el Espíritu; porque el Espíritu todo lo escudriña, aun lo profundo de Dios." (1Co 2:10)

No hemos recibido el espíritu del mundo, sino el Espíritu de Dios: "Y nosotros no hemos recibido el espíritu del mundo, sino el Espíritu que proviene de Dios, para que sepamos lo que Dios nos ha concedido," (1Co 2:12)

Acomodando lo espiritual a lo espiritual: "lo cual también hablamos, no con palabras enseñadas por sabiduría humana, sino con las que enseña el Espíritu, acomodando lo espiritual a lo espiritual." (1Co 2:13)

El hombre natural no percibe las cosas que son del Espíritu de Dios: "Pero el hombre natural no percibe las cosas que son del Espíritu de Dios, porque para él son locura, y no las puede entender, porque se han de discernir espiritualmente." (1Co 2:14)

Yo planté, Apolos regó: "Yo planté, Apolos regó; pero el crecimiento lo ha dado Dios. / Así que ni el que planta es algo, ni el que riega, sino Dios, que da el crecimiento." (1Co 3:6-7)

Sois templo de Dios: "¿No sabéis que sois templo de Dios, y que el Espíritu de Dios mora en vosotros?" (1Co 3:16)

Si alguno destruyere el templo de Dios: "Si alguno destruyere el templo de Dios, Dios le destruirá a él; porque el templo de Dios, el cual sois vosotros, santo es." (1Co 3:17)

Si alguno se cree sabio en este siglo: "Nadie se engañe a sí mismo; si alguno entre vosotros se cree sabio en este siglo, hágase ignorante, para que llegue a ser sabio." (1Co 3:18)

Servidores de Cristo: "Así, pues, téngannos los hombres por servidores de Cristo, y administradores de los misterios de Dios. / Ahora bien, se requiere de los administradores, que cada uno sea hallado fiel." (1Co 4:1-2)

Os engendré por medio del evangelio:
"Porque aunque tengáis diez mil ayos en Cristo, no tendréis muchos padres; pues en Cristo Jesús yo os engendré por medio del evangelio." (1Co 4:15)

El reino de Dios no consiste en palabras: "Porque el reino de Dios no consiste en palabras, sino en poder." (1Co 4:20)

Llamándose hermano, fuere fornicario, avaro, idólatra, maldiciente, borracho, ladrón: "Os he escrito por carta, que no os juntéis con los fornicarios; / no absolutamente con los fornicarios de este mundo, o con los avaros, o con los ladrones, o con los idólatras; pues en tal caso os sería necesario salir del mundo. / Más bien os escribí que no os juntéis con ninguno que, llamándose hermano, fuere fornicario, o avaro, o idólatra, o maldiciente, o borracho, o ladrón; con el tal ni aun comáis." (1Co 5:9-11)

Los injustos no heredarán el reino de Dios: "¿No sabéis que los injustos no heredarán el reino de Dios? No erréis; ni los fornicarios, ni los idólatras, ni los adúlteros, ni los afeminados, ni los que se echan con varones, / ni los ladrones, ni los avaros, ni los borrachos, ni los maldicientes, ni los estafadores, heredarán el reino de Dios." (1Co 6:9-10)

Huid de la fornicación: "Huid de la fornicación. Cualquier otro pecado que el hombre cometa, está fuera del cuerpo; mas el que fornica, contra su propio cuerpo peca." (1Co 6:18)

Vuestro cuerpo es templo del Espíritu Santo: "¿O ignoráis que vuestro cuerpo es templo del Espíritu Santo, el cual está en vosotros, el cual tenéis de Dios, y que no sois vuestros?" (1Co 6:19)

Habéis sido comprados por precio de sangre: "Porque habéis sido comprados por precio; glorificad, pues, a Dios en vuestro cuerpo y en vuestro espíritu, los cuales son de Dios." (1Co 6:20)

El marido y la mujer tienen diferentes responsabilidades: "El marido cumpla con la mujer el deber conyugal, y asimismo la mujer con el marido. / La mujer no tiene potestad sobre su propio cuerpo, sino el marido; ni tampoco tiene el marido potestad sobre su propio cuerpo, sino la mujer." (1Co 7:3-4)

Si anuncio el evangelio no tengo por qué gloriarme: "Pues si anuncio el evangelio, no tengo por qué gloriarme; porque me es impuesta necesidad; y ¡ay de mí si no anunciare el evangelio!" (1Co 9:16)

Me ha sido encomendada: "Por lo cual, si lo hago de buena voluntad, recompensa tendré; pero si de mala voluntad, la comisión me ha sido encomendada." (1Co 9:17)

Predicar el evangelio gratuitamente: "¿Cuál, pues, es mi galardón? Que predicando el evangelio, presente gratuitamente el evangelio de Cristo, para no abusar de mi derecho en el evangelio." (1Co 9:18)

Me he hecho siervo de todos: "Por lo cual, siendo libre de todos, me he hecho siervo de todos para ganar a mayor número." (1Co 9:19)

Me he hecho "Me Me he hecho a los judíos como judío, para ganar a los judíos; a los que están sujetos a la ley (aunque yo no esté sujeto a la ley) como sujeto a la ley, para ganar a los que están sujetos a la ley;" (1Co 9:20)

Me he hecho débil a los débiles: "Me he hecho débil a los débiles, para ganar a los débiles; a todos me he hecho de todo, para que de todos modos salve a algunos." (1Co 9:22)

Corred por la predicación del evangelio: "¿No sabéis que los que corren en el estadio, todos a la verdad corren, pero uno solo se lleva el premio? Corred de tal manera que lo obtengáis." (1Co 9:24)

Abstenerse por la corona incorruptible: "Todo aquel que lucha, de todo se abstiene; ellos, a la verdad, para recibir una corona corruptible, pero nosotros, una incorruptible." (1Co 9:25)

Tener una meta clara: "Así que, yo de esta manera corro, no como a la ventura; de esta manera peleo, no como quien golpea el aire," (1Co 9:26)

Sin recelos: "sino que golpeo mi cuerpo, y lo pongo en servidumbre, no sea que habiendo sido heraldo para otros, yo mismo venga a ser eliminado." (1Co 9:27)

Cuidado con la soberbia: "Así que, el que piensa estar firme, mire que no caiga." (1Co 10:12)

Tentaión resistible: "No os ha sobrevenido ninguna tentación que no sea humana; pero fiel es Dios, que no os dejará ser tentados más de lo que podéis resistir, sino que dará también juntamente con la tentación la salida, para que podáis soportar." (1Co 10:13)

Si coméis o bebéis: "Si, pues, coméis o bebéis, o hacéis otra cosa, hacedlo todo para la gloria de Dios." (1Co 10:31)

Así como yo de Cristo: "Sed imitadores de mí, así como yo de Cristo." (1Co 11:1)

Nadie puede llamar a Jesús Señor, sino por el Espíritu Santo: "Por tanto, os hago saber que nadie que hable por el Espíritu de Dios llama anatema a Jesús; y nadie puede llamar a Jesús Señor, sino por el Espíritu Santo." (1Co 12:3)

Los cargos que Dios estableció en la iglesia: "Y a unos puso Dios en la iglesia, primeramente apóstoles, luego profetas, lo tercero maestros, luego los que hacen milagros, después los que sanan, los que ayudan, los que administran, los que tienen don de lenguas." (1Co 12:28)

Si hablase lenguas angélicas, y no tengo amor : "Si yo hablase lenguas humanas y angélicas, y no tengo amor, vengo a ser como metal que resuena, o címbalo que retiñe." (1Co 13:1)

Aunque tuviese toda la fe, y no tengo amor: "Y si tuviese profecía, y entendiese todos los misterios y toda ciencia, y si tuviese toda la fe, de tal manera que trasladase los montes, y no tengo amor, nada soy." (1Co 13:2)

Si entregase mi cuerpo para ser quemado, y no tengo amor: "Y si repartiese todos mis bienes para dar de comer a los pobres, y si entregase mi cuerpo para ser quemado, y no tengo amor, de nada me sirve." (1Co 13:3)

El amor es sufrido: "El amor es sufrido, es benigno; el amor no tiene envidia, el amor no es jactancioso, no se envanece; / no hace nada indebido, no busca lo suyo, no se irrita, no guarda rencor; / no se goza de la injusticia, mas se goza de la verdad. / Todo lo sufre, todo lo cree, todo lo espera, todo lo soporta." (1Co 13:4-7)

El amor nunca deja de ser: "El amor nunca deja de ser; pero las profecías se acabarán, y cesarán las lenguas, y la ciencia acabará. / Porque en parte conocemos, y en parte profetizamos; / mas cuando venga lo perfecto, entonces lo que es en parte se acabará." (1Co 13:8-10)

El mayor de ellos es el amor: "Y ahora permanecen la fe, la esperanza y el amor, estos tres; pero el mayor de ellos es el amor." (1Co 13:13)

El que habla en lenguas no habla a los hombres: "Porque el que habla en lenguas no habla a los hombres, sino a Dios; pues nadie le entiende, aunque por el Espíritu habla misterios." (1Co 14:2)

Prefiero hablar cinco palabras con mi entendimiento: "pero en la iglesia prefiero hablar cinco palabras con mi entendimiento, para enseñar también a otros, que diez mil palabras en lengua desconocida." (1Co 14:19)

Maduros en el modo de pensar: "Hermanos, no seáis niños en el modo de pensar, sino sed niños en la malicia, pero maduros en el modo de pensar." (1Co 14:20)

Orden en la iglesia: "¿Qué hay, pues, hermanos? Cuando os reunís, cada uno de vosotros tiene salmo, tiene doctrina, tiene lengua, tiene revelación, tiene interpretación. Hágase todo para edificación. / Si habla alguno en lengua extraña, sea esto por dos, o a lo más tres, y por turno; y uno interprete." (1Co 14:26-27)

Callen las mujeres en las congregaciones: "vuestras mujeres callen en las congregaciones; porque no les es permitido hablar, sino que estén sujetas, como también la ley lo dice. / Y si quieren aprender algo, pregunten en casa a sus maridos; porque es indecoroso que una mujer hable en la congregación." (1Co 14:34-35)

Procurad profetizar, y no impidáis el hablar lenguas: "Así que, hermanos, procurad profetizar, y no impidáis el hablar lenguas; / pero hágase todo decentemente y con orden." (1Co 14:39-40)

Por la gracia de Dios soy lo que soy: "Porque yo soy el más pequeño de los apóstoles, que no soy digno de ser llamado apóstol, porque perseguí a la iglesia de Dios. / Pero por la gracia de Dios soy lo que soy; y su gracia no ha sido en vano para conmigo, antes he trabajado más que todos ellos; pero no yo, sino la gracia de Dios conmigo." (1Co 15:9-10)

Si Cristo no hubiera resucitado: "Y si Cristo no resucitó, vana es entonces nuestra predicación, vana es también vuestra fe." (1Co 15:14)

Primicias de los que durmieron: "Si en esta vida solamente esperamos en Cristo, somos los más dignos de conmiseración de todos los hombres. / Mas ahora Cristo ha resucitado de los muertos; primicias de los que durmieron es hecho." (1Co 15:19-20)

Resurrección de los creyentes: "Porque por cuanto la muerte entró por un hombre, también por un hombre la resurrección de los muertos. / Porque así como en Adán todos mueren, también en Cristo todos serán vivificados. / Pero cada uno en su debido orden: Cristo, las primicias;

luego los que son de Cristo, en su venida." (1Co 15:21-23)

Si los muertos no resucitaran: "Si como hombre batallé en Éfeso contra fieras, ¿qué me aprovecha? Si los muertos no resucitan, comamos y bebamos, porque mañana moriremos." (1Co 15:32)

Seremos transformados a la final trompeta: "He aquí, os digo un misterio: No todos dormiremos; pero todos seremos transformados, / en un momento, en un abrir y cerrar de ojos, a la final trompeta; porque se tocará la trompeta, y los muertos serán resucitados incorruptibles, y nosotros seremos transformados." (1Co 15:51-52)

Dónde está muerte tu aguijón: "¿Dónde está, oh muerte, tu aguijón? ¿Dónde, oh sepulcro, tu victoria?" (1Co 15:55)

Vuestro trabajo en el Señor no es en vano: "Así que, hermanos míos amados, estad firmes y constantes, creciendo en la obra del Señor siempre, sabiendo que vuestro trabajo en el Señor no es en vano." (1Co 15:58)

Olor para muerte y olor para vida: "a éstos ciertamente olor de muerte para muerte, y a aquéllos olor de vida para vida. Y para estas cosas, ¿quién es suficiente?" (2Co 2:16)

Tenemos este tesoro en vasos de barro: "Pero tenemos este tesoro en vasos de barro, para que la excelencia del poder sea de Dios, y no de nosotros," (2Co 4:7)

Nosotros resucitaremos con Jesús: "sabiendo que el que resucitó al Señor Jesús, a nosotros también nos resucitará con Jesús, y nos presentará juntamente con vosotros." (2Co 4:14)

El hombre exterior y el interior: "Por tanto, no desmayamos; antes aunque este nuestro hombre exterior se va desgastando, el interior no obstante se renueva de día en día. / Porque esta leve tribulación momentánea produce en nosotros un cada vez más excelente y eterno peso de gloria; / no mirando nosotros las cosas que se ven, sino las que no se ven; pues las cosas que se ven son temporales, pero las que no se ven son eternas." (2Co 4:16-18)

La tienda del cuerpo y la gloriosa casa

celestial: "Porque sabemos que si nuestra morada terrestre, este tabernáculo, se deshiciere, tenemos de Dios un edificio, una casa no hecha de manos, eterna, en los cielos." (2Co 5:1)

Nueva criatura: "De modo que si alguno está en Cristo, nueva criatura es; las cosas viejas pasaron; he aquí todas son hechas nuevas." (2Co 5:17)

Como no teniendo nada, mas poseyéndolo todo: "como entristecidos, mas siempre gozosos; como pobres, mas enriqueciendo a muchos; como no teniendo nada, mas poseyéndolo todo." (2Co 6:10)

No os unáis en yugo desigual con los incrédulos: "No os unáis en yugo desigual con los incrédulos; porque ¿qué compañerismo tiene la justicia con la injusticia? ¿Y qué comunión la luz con las tinieblas?" (2Co 6:14)

La tristeza del mundo produce muerte: "Porque la tristeza que es según Dios produce arrepentimiento para salvación, de que no hay que arrepentirse; pero la tristeza del mundo produce muerte." (2Co 7:10)

Con su pobreza fueseis enriquecidos: "Porque ya conocéis la gracia de nuestro Señor Jesucristo, que por amor a vosotros se hizo pobre, siendo rico, para que vosotros con su pobreza fueseis enriquecidos." (2Co 8:9)

El que siembra escasamente, también segará escasamente, el que mucho, mucho: "Pero esto digo: El que siembra escasamente, también segará escasamente; y el que siembra generosamente, generosamente también segará." (2Co 9:6)

No ofrendar con tristeza ni por necesidad: "Cada uno dé como propuso en su corazón: no con tristeza, ni por necesidad, porque Dios ama al dador alegre." (2Co 9:7)

Da semilla al que siembra: "Y el que da semilla al que siembra, y pan al que come, proveerá y multiplicará vuestra sementera, y aumentará los frutos de vuestra justicia," (2Co 9:10)

Os he desposado con Cristo: "Porque os celo con celo de Dios; pues os he desposado con un solo esposo, para presentaros como una virgen pura a Cristo." (2Co 11:2)

El esfuerzo y la preocupación del apóstol Pablo: "en caminos muchas veces; en peligros de ríos, peligros de ladrones, peligros de los de mi nación, peligros de los gentiles, peligros en la ciudad, peligros en el desierto, peligros en el mar, peligros entre falsos hermanos; / en trabajo y fatiga, en muchos desvelos, en hambre y sed, en muchos ayunos, en frío y en desnudez; / y además de otras cosas, lo que sobre mí se agolpa cada día, la preocupación por todas las iglesias." (2Co 11:26-28)

El aguijón en mi carne, para que no me enaltezca: "Y para que la grandeza de las revelaciones no me exaltase desmedidamente, me fue dado un aguijón en mi carne, un mensajero de Satanás que me abofetee, para que no me enaltezca sobremanera; / respecto a lo cual tres veces he rogado al Señor, que lo quite de mí." (2Co 12:7-8)

Bástate mi gracia: "Y me ha dicho: Bástate mi gracia; porque mi poder se perfecciona en la debilidad. Por tanto, de buena gana me gloriaré más bien en mis debilidades, para que repose sobre mí el poder de Cristo." (2Co 12:9)

Cuando soy débil, soy fuerte: "Por lo cual, por amor a Cristo me gozo en las debilidades, en afrentas, en necesidades, en persecuciones, en angustias; porque cuando soy débil, entonces soy fuerte." (2Co 12:10)

El saludo final del apóstol Pablo: "Todos los santos os saludan. / La gracia del Señor Jesucristo, el amor de Dios, y la comunión del Espíritu Santo sean con todos vosotros. Amén." (2Co 13:12-13)

No hay otro evangelio: "No que haya otro, sino que hay algunos que os perturban y quieren pervertir el evangelio de Cristo. / Mas si aun nosotros, o un ángel del cielo, os anunciare otro evangelio diferente del que os hemos anunciado, sea anatema. / Como antes hemos dicho, también ahora lo repito. Si alguno os predica diferente evangelio del que habéis recibido, sea anatema." (Ga 1:7-9)

Si agradara a los hombres, no sería siervo de Cristo: "Pues, ¿busco ahora el favor de los hombres, o el de Dios? ¿O trato de agradar a los hombres? Pues si todavía agradara a los hombres, no sería siervo de Cristo.” (Ga 1:10)

Nadie puede ser justificado por las obras de la ley: “sabiendo que el hombre no es justificado por las obras de la ley, sino por la fe de Jesucristo, nosotros también hemos creído en Jesucristo, para ser justificados por la fe de Cristo y no por las obras de la ley, por cuanto por las obras de la ley nadie será justificado.” (Ga 2:16)

Con Cristo estoy juntamente crucificado: “Con Cristo estoy juntamente crucificado, y ya no vivo yo, mas vive Cristo en mí; y lo que ahora vivo en la carne, lo vivo en la fe del Hijo de Dios, el cual me amó y se entregó a sí mismo por mí.” (Ga 2:20)

Vosotros sois hijos de Dios: “Y por cuanto sois hijos, Dios envió a vuestros corazones el Espíritu de su Hijo, el cual clama: ¡Abba, Padre! / Así que ya no eres esclavo, sino hijo; y si hijo, también heredero de Dios por medio de Cristo.” (Ga 4:6-7)

Las obras de la carne impiden heredar el reino de Dios: "Y manifiestas son las obras de la carne, que son: adulterio, fornicación, inmundicia, lascivia, / idolatría, hechicerías, enemistades, pleitos, celos, iras, contiendas, disensiones, herejías, / envidias, homicidios, borracheras, orgías, y cosas semejantes a estas; acerca de las cuales os amonesto, como ya os lo he dicho antes, que los que practican tales cosas no heredarán el reino de Dios." (Ga 5:19-21)

Los 9 frutos del Espíritu Santo: "Mas el fruto del Espíritu es amor, gozo, paz, paciencia, benignidad, bondad, fe, / mansedumbre, templanza; contra tales cosas no hay ley." (Ga 5:22-23)

Los que son de Cristo: "Pero los que son de Cristo han crucificado la carne con sus pasiones y deseos." (Ga 5:24)

Todo lo que el hombre sembrare, eso también segara: "No os engañéis; Dios no puede ser burlado: pues todo lo que el hombre sembrare, eso también segará. / Porque el que siembra para su carne, de la carne segará corrupción; mas el que siembra para el Espíritu, del Espíritu segará vida eterna." (Ga 6:7-8)

A su tiempo segaremos: "No nos cansemos, pues, de hacer bien; porque a su tiempo segaremos, si no desmayamos." (Ga 6:9)

Hagamos bien a todos: "Así que, según tengamos oportunidad, hagamos bien a todos, y mayormente a los de la familia de la fe." (Ga 6:10)

Nos predestinó según su buena voluntad: "Bendito sea el Dios y Padre de nuestro Señor Jesucristo, que nos bendijo con toda bendición espiritual en los lugares celestiales en Cristo, / según nos escogió en él antes de la fundación del mundo, para que fuésemos santos y sin mancha delante de él, / en amor habiéndonos predestinado para ser adoptados hijos suyos por medio de Jesucristo, según el puro afecto de su voluntad, / para alabanza de la gloria de su gracia, con la cual nos hizo aceptos en el Amado," (Ef 1:3-6)

Predestinados en Cristo: "dándonos a conocer el misterio de su voluntad, según su beneplácito, el cual se había propuesto en sí mismo," (Ef 1:9)

Reunir todas las cosas en Cristo: "de reunir todas las cosas en Cristo, en la dispensación del cumplimiento de los tiempos, así las que están en los cielos, como las que están en la tierra." (Ef 1:10)

En él asimismo tuvimos herencia, habiendo sido predestinados: "En él asimismo tuvimos herencia, habiendo sido predestinados conforme al propósito del que hace todas las cosas según el designio de su voluntad," (Ef 1:11)

Estando muertos en pecados: "aun estando nosotros muertos en pecados, nos dio vida juntamente con Cristo (por gracia sois salvos)," (Ef 2:5)

La salvación es regalo de Dios: "Porque por gracia sois salvos por medio de la fe; y esto no de vosotros, pues es don de Dios;" (Ef 2:8)

Uno en Cristo: "Porque él es nuestra paz, que de ambos pueblos hizo uno, derribando la pared intermedia de separación, / aboliendo en su carne las enemistades, la ley de los mandamientos expresados en ordenanzas, para crear en sí mismo de los dos un solo y nuevo hombre, haciendo la paz, / y mediante la cruz reconciliar con Dios a ambos en un solo cuerpo, matando en ella las enemistades." (Ef 2:14-16)

Vosotros sois miembros de la familia de Dios: "Así que ya no sois extranjeros ni advenedizos, sino conciudadanos de los santos, y miembros de la familia de Dios," (Ef 2:19)

En el Señor somos todos uno: "un cuerpo, y un Espíritu, como fuisteis también llamados en una misma esperanza de vuestra vocación; / un Señor, una fe, un bautismo," (Ef 4:4-5)

Nos fue dada la gracia conforme a la medida del don de Cristo: "Pero a cada uno de nosotros fue dada la gracia conforme a la medida del don de Cristo." (Ef 4:7)

Los cargos fueron otorgados para la edificación del cuerpo de Cristo: "Y él mismo constituyó a unos, apóstoles; a otros, profetas; a otros, evangelistas; a otros, pastores y maestros, / a fin de perfeccionar a los santos para la obra del ministerio, para la edificación del cuerpo de Cristo," (Ef 4:11-12)

Renovaos en el espíritu: "En cuanto a la pasada manera de vivir, despojaos del viejo hombre, que está viciado conforme a los deseos engañosos, / y renovaos en el espíritu de vuestra mente, / y vestíos del nuevo hombre, creado según Dios en la justicia y santidad de la verdad." (Ef 4:22-24)

Fornicación y toda inmundicia, o avaricia: "Pero fornicación y toda inmundicia, o avaricia, ni aun se nombre entre vosotros, como conviene a santos;" (Ef 5:3)

No tiene herencia en el reino de Dios: "Porque sabéis esto, que ningún fornicario, o inmundo, o avaro, que es idólatra, tiene herencia en el reino de Cristo y de Dios." (Ef 5:5)

Aprovechando bien el tiempo: "aprovechando bien el tiempo, porque los días son malos. / Por tanto, no seáis insensatos, sino entendidos de cuál sea la voluntad del Señor." (Ef 5:16-17)

No os embriaguéis: "No os embriaguéis con vino, en lo cual hay disolución; antes bien sed llenos del Espíritu," (Ef 5:18)

Andad como hijos de luz: "Porque en otro tiempo erais tinieblas, mas ahora sois luz en el Señor; andad como hijos de luz / (porque el fruto del Espíritu es en toda bondad, justicia y verdad)," (Ef 5:8-9)

Marido es cabeza de la mujer: "porque el marido es cabeza de la mujer, así como Cristo es cabeza de la iglesia, la cual es su cuerpo, y él es su Salvador." (Ef 5:23)

Amar a la esposa es amarse a sí mismo: "Así también los maridos deben amar a sus mujeres como a sus mismos cuerpos. El que ama a su mujer, a sí mismo se ama." (Ef 5:28)

Dejar a los padres y unirse a la esposa: "Por esto dejará el hombre a su padre y a su madre, y se unirá a su mujer, y los dos serán una sola carne." (Eh 5:31)

Nuestra lucha no es contra sangre y carne: "Porque no tenemos lucha contra sangre y carne, sino contra principados, contra potestades, contra los gobernadores de las tinieblas de este siglo, contra huestes espirituales de maldad en las regiones celestes. / Por tanto, tomad toda la armadura de Dios, para que podáis resistir en el día malo, y habiendo acabado todo, estar firmes." (Ef 6: 12-13)

Será magnificado Cristo en mi cuerpo, o por vida o por muerte: "conforme a mi anhelo y esperanza de que en nada seré avergonzado; antes bien con toda confianza, como siempre, ahora también será magnificado Cristo en mi cuerpo, o por vida o por muerte. / Porque para mí el vivir es Cristo, y el morir es ganancia." (Ef 1:20-21)

Os es concedido a causa de Cristo, que padezcáis: "Porque a vosotros os es concedido a causa de Cristo, no sólo que creáis en él, sino también que padezcáis por él," (Fil 1:29)

Haya pues en vosotros este sentir: "Haya, pues, en vosotros este sentir que hubo también en Cristo Jesús, / el cual, siendo en forma de Dios, no estimo el ser igual a Dios como cosa a que aferrarse, / sino que se despojó a sí mismo, tomando forma de siervo, hecho semejante a los hombres; / y estando en la condición de hombre, se humilló a sí mismo, haciéndose obediente hasta la muerte, y muerte de cruz." (Fil 2:5-8)

Ocupaos en vuestra salvación con temor y temblor: "Por tanto, amados míos, como siempre habéis obedecido, no como en mi presencia solamente, sino mucho más ahora en mi ausencia, ocupaos en vuestra salvación con temor y temblor," (Fil 2:12)

El verdadero camino de salvación del apóstol Pablo: "Pero cuantas cosas eran para mí ganancia, las he estimado como pérdida por amor de Cristo. / Y ciertamente, aun estimo todas las cosas como pérdida por la excelencia del conocimiento de Cristo Jesús, mi Señor, por amor del cual lo he perdido todo, y lo tengo por basura, para ganar a Cristo, / y ser hallado en él, no teniendo mi propia justicia, que es por la ley, sino la que es por la fe de Cristo, la justicia que es de Dios por la fe; /a fin de conocerle, y el poder de su resurrección, y la participación de sus padecimientos, llegando a ser semejante a él en su muerte, / si en alguna manera llegase a la resurrección de entre los muertos." (Fil 3:7-11)

No que lo haya alcanzado ya: "No que lo

haya alcanzado ya, ni que ya sea perfecto; sino que prosigo, por ver si logro asir aquello para lo cual fui también asido por Cristo Jesús." (Fil 3:12)

No pretendo haberlo ya alcanzado: "Hermanos, yo mismo no pretendo haberlo ya alcanzado; pero una cosa hago: olvidando ciertamente lo que queda atrás, y extendiéndome a lo que está delante," (Fil 3:13)

Prosigo a la meta: "prosigo a la meta, al premio del supremo llamamiento de Dios en Cristo Jesús." (Fil 3:14)

Hermanos, sed imitadores de mí: "Hermanos, sed imitadores de mí, y mirad a los que así se conducen según el ejemplo que tenéis en nosotros." (Fil 3:17)

Nuestra ciudadanía está en los cielos: "Mas nuestra ciudadanía está en los cielos, de donde también esperamos al Salvador, al Señor Jesucristo; / el cual transformará el cuerpo de la humillación nuestra, para que sea semejante al cuerpo de la gloria suya, por el poder con el cual puede también sujetar a sí mismo todas las cosas." (Fil 3:20-21)

Regocijaos en el Señor: "Regocijaos en el Señor siempre. Otra vez digo: ¡Regocijaos!" (Fil 4:4)

Por nada estéis afanosos: "Por nada estéis afanosos, sino sean conocidas vuestras peticiones delante de Dios en toda oración y ruego, con acción de gracias. / Y la paz de Dios, que sobrepasa todo entendimiento, guardará vuestros corazones y vuestros pensamientos en Cristo Jesús." (Fil 4:6-7)

Hermanos, todo lo que es vedadero: "Por lo demás, hermanos, todo lo que es verdadero, todo lo honesto, todo lo justo, todo lo puro, todo lo amable, todo lo que es de buen nombre; si hay virtud alguna, si algo digno de alabanza, en esto pensad." (Fil 4:8)

Lo que aprendisteis y recibisteis y oísteis y visteis en mí, esto haced: "Lo que aprendisteis y recibisteis y oísteis y visteis en mí, esto haced; y el Dios de paz estará con vosotros." (Fil 4:9)

He aprendido a contentarme: "No lo digo

porque tenga escasez, pues he aprendido a contentarme, cualquiera que sea mi situación." (Fil 4:11)

Sé vivir humildemente: "Sé vivir humildemente, y sé tener abundancia; en todo y por todo estoy enseñado, así para estar saciado como para tener hambre, así para tener abundancia como para padecer necesidad." (Fil 4:12)

Todo lo puedo en Cristo: "Todo lo puedo en Cristo que me fortalece." (Fil 4:13)

Sepultado con Cristo en el bautismo: "sepultados con él en el bautismo, en el cual fuisteis también resucitados con él, mediante la fe en el poder de Dios que le levantó de los muertos." (Col 2:12)

En él fueron creadas todas las cosas: "Porque en él fueron creadas todas las cosas, las que hay en los cielos y las que hay en la tierra, visibles e invisibles; sean tronos, sean dominios, sean principados, sean potestades; todo fue creado por medio de él y para él." (Col 1:16)

Él es antes de todas las cosas: "Y él es

antes de todas las cosas, y todas las cosas en él subsisten;" (Col 1:17)

Haciendo la paz mediante la sangre de su cruz: "y por medio de él reconciliar consigo todas las cosas, así las que están en la tierra como las que están en los cielos, haciendo la paz mediante la sangre de su cruz." (Col 1:20)

La nueva vida del cristiano: "Si, pues, habéis resucitado con Cristo, buscad las cosas de arriba, donde está Cristo sentado a la diestra de Dios. / Poned la mira en las cosas de arriba, no en las de la tierra. /Porque habéis muerto, y vuestra vida está escondida con Cristo en Dios. / Cuando Cristo, vuestra vida, se manifieste, entonces vosotros también seréis manifestados con él en gloria." (Col 3:1-4)

Haced morir lo terrenal: "Haced morir, pues, lo terrenal en vosotros: fornicación, impureza, pasiones desordenadas, malos deseos y avaricia, que es idolatría;" (Col 3:5)

La palabra de Cristo more en vosotros: "La palabra de Cristo more en abundancia en vosotros, enseñándoos y exhortándoos unos a otros en toda sabiduría, cantando con gracia en vuestros corazones al Señor con salmos e himnos y cánticos espirituales." (Col 3:16)

Hacedlo todo en el nombre del Señor Jesús: "Y todo lo que hacéis, sea de palabra o de hecho, hacedlo todo en el nombre del Señor Jesús, dando gracias a Dios Padre por medio de él." (Col 3:17)

Los muertos en Cristo resucitarán primero: "Porque el Señor mismo con voz de mando, con voz de arcángel, y con trompeta de Dios, descenderá del cielo; y los muertos en Cristo resucitarán primero." (1Ts 4:16)

Luego nosotros los que vivimos: "Luego nosotros los que vivimos, los que hayamos quedado, seremos arrebatados juntamente con ellos en las nubes para recibir al Señor en el aire, y así estaremos siempre con el Señor." (1Ts 4:17)

La voluntad de Dios para con vosotros: "Estad siempre gozosos. / Orad sin cesar. / Dad gracias en todo, porque ésta es la voluntad de Dios para con vosotros en Cristo Jesús." (1Ts

La vida llena del Espíritu Santo de los creyentes: "No apaguéis al Espíritu. / No menospreciéis las profecías. / Examinadlo todo; retened lo bueno. / Absteneos de toda especie de mal." (1Ts 5:19-22)

Los que no conocieron a Dios: "en llama de fuego, para dar retribución a los que no conocieron a Dios, ni obedecen al evangelio de nuestro Señor Jesucristo; / los cuales sufrirán pena de eterna perdición, excluidos de la presencia del Señor y de la gloria de su poder," (2Ts 1:8-9)

Os haya escogido desde el principio: "Pero nosotros debemos dar siempre gracias a Dios respecto a vosotros, hermanos amados por el Señor, de que Dios os haya escogido desde el principio para salvación, mediante la santificación por el Espíritu y la fe en la verdad, / a lo cual os llamó mediante nuestro evangelio, para alcanzar la gloria de nuestro Señor Jesucristo." (2Ts 2:13-14)

Si alguno no quiere trabajar, tampoco coma:

"Porque también cuando estábamos con vosotros, os ordenábamos esto: Si alguno no quiere trabajar, tampoco coma." (2Ts 3:10)

La ley no fue dada para el justo: "conociendo esto, que la ley no fue dada para el justo, sino para los transgresores y desobedientes, para los impíos y pecadores, para los irreverentes y profanos, para los parricidas y matricidas, para los homicidas, / para los fornicarios, para los sodomitas, para los secuestradores, para los mentirosos y perjuros, y para cuanto se oponga a la sana doctrina," (1Ti 1:9-10)

Agradecimiento por el ministerio y por la gracia: "Doy gracias al que me fortaleció, a Cristo Jesús nuestro Señor, porque me tuvo por fiel, poniéndome en el ministerio, / habiendo yo sido antes blasfemo, perseguidor e injuriador; mas fui recibido a misericordia porque lo hice por ignorancia, en incredulidad. / Pero la gracia de nuestro Señor fue más abundante con la fe y el amor que es en Cristo Jesús." (1Ti 1:12-14)

Orar por los reyes y los que están en eminencia: "Exhorto ante todo, a que se hagan rogativas, oraciones, peticiones y acciones de gracias, por todos los hombres; /por los reyes y por todos los que están en eminencia, para que vivamos quieta y reposadamente en toda piedad y honestidad..” (1Ti 2:1-2)

Todos los hombres sean salvos: “el cual quiere que todos los hombres sean salvos y vengan al conocimiento de la verdad.” (1Ti 2:4)

Aptitudes del obispo (pastor) de la iglesia: “Palabra fiel: Si alguno anhela obispado, buena obra desea. / Pero es necesario que el obispo sea irreprensible, marido de una sola mujer, sobrio, prudente, decoroso, hospedador, apto para enseñar;/ no dado al vino, no pendenciero, no codicioso de ganancias deshonestas, sino amable, apacible, no avaro;

/ que gobierne bien su casa, que tenga a sus hijos en sujeción con toda honestidad

/(pues el que no sabe gobernar su propia casa, ¿cómo cuidará de la iglesia de Dios?);” (1Ti 3:1-5)

No pondrás bozal al buey que trilla: “Pues la Escritura dice: No pondrás bozal al buey que trilla; y: Digno es el obrero de su salario." (1Ti 5:18)

No impongas con ligereza las manos: "No impongas con ligereza las manos a ninguno, ni participes en pecados ajenos. Consérvate puro." (1Ti 5:22)

Todos los que están bajo el yugo de esclavitud: "Todos los que están bajo el yugo de esclavitud, tengan a sus amos por dignos de todo honor, para que no sea blasfemado el nombre de Dios y la doctrina." (1Ti 6:1)

Los que tienen amos creyentes: "Y los que tienen amos creyentes, no los tengan en menos por ser hermanos, sino sírvanles mejor, por cuanto son creyentes y amados los que se benefician de su buen servicio. Esto enseña y exhorta." (1Ti 6:2)

Vida cristiana que sabe contentarse: "Si alguno enseña otra cosa, y no se conforma a las sanas palabras de nuestro Señor Jesucristo, y a la doctrina que es conforme a la piedad, / está envanecido, nada sabe, y delira acerca de cuestiones y contiendas de palabras, de las cuales nacen envidias, pleitos, blasfemias, malas sospechas, / disputas necias de hombres corruptos de entendimiento y privados de la verdad, que toman la piedad como fuente de ganancia; apártate de los tales. / Pero gran ganancia es la piedad acompañada de contentamiento;" (1Ti 6:3-6)

Nada hemos traído a este mundo: "porque nada hemos traído a este mundo, y sin duda nada podremos sacar. / Así que, teniendo sustento y abrigo, estemos contentos con esto." (1Ti 6:7-8)

Raíz de todos los males es el amor al dinero: "Porque los que quieren enriquecerse caen en tentación y lazo, y en muchas codicias necias y dañosas, que hunden a los hombres en destrucción y perdición; / porque raíz de todos los males es el amor al dinero, el cual codiciando algunos, se extraviaron de la fe, y fueron traspasados de muchos dolores." (1Ti 6:9-10)

Buen soldado de Cristo: "Tú, pues, sufre penalidades como buen soldado de Jesucristo. /Ninguno que milita se enreda en los negocios de la vida, a fin de agradar a aquel que lo tomó por soldado." (2Ti 2:3-4)

Unos son para usos honrosos, y otros para usos viles: "Pero en una casa grande, no solamente hay utensilios de oro y de plata, sino también de madera y de barro; y unos son para usos honrosos, y otros para usos viles. / Así que, si alguno se limpia de estas cosas, será instrumento para honra, santificado, útil al Señor, y dispuesto para toda buena obra." (2Ti 2:20-21)

El siervo del Señor no debe ser contencioso: "Porque el siervo del Señor no debe ser contencioso, sino amable para con todos, apto para enseñar, sufrido;" (2Ti 2:24)

Tendrán apariencia de piedad: "que tendrán apariencia de piedad, pero negarán la eficacia de ella; a éstos evita." (2Ti 3:5)

Las Sagradas Escrituras: "y que desde la niñez has sabido las Sagradas Escrituras, las cuales te pueden hacer sabio para la salvación por la fe que es en Cristo Jesús." (2Ti 3:15)

Toda la Escritura es inspirada por Dios: "Toda la Escritura es inspirada por Dios, y útil para enseñar, para redargüir, para corregir, para instruir en justicia," (2Ti 3:16)

A tiempo y fuera de tiempo: "que prediques la palabra; que instes a tiempo y fuera de tiempo; redarguye, reprende, exhorta con toda paciencia y doctrina." (2Ti 4:2)

La corona de justicia: "He peleado la buena batalla, he acabado la carrera, he guardado la fe. / Por lo demás, me está guardada la corona de justicia, la cual me dará el Señor, juez justo, en aquel día; y no sólo a mí, sino también a todos los que aman su venida." (2Ti 4:7-8)

Aptitud del pastor y anciano: "el que fuere irreprensible, marido de una sola mujer, y tenga hijos creyentes que no estén acusados de disolución ni de rebeldía." (Tit 1:6)

No se comporta según sus caprichos: "Porque es necesario que el obispo sea irreprensible, como administrador de Dios; no soberbio, no iracundo, no dado al vino, no pendencicro, no codicioso de ganancias deshonestas," (Tit 1:7)

Justo, dueño de sí mismo: "sino hospedador, amante de lo bueno, sobrio, justo, santo, dueño de sí mismo," (Tit 1:8)

Retenedor de la Palabra fiel tal como ha sido enseñada: "retenedor de la palabra fiel tal como ha sido enseñada, para que también pueda exhortar con sana enseñanza y convencer a los que contradicen." (Tit 1:9)

Los ángeles son todos espíritus ministradores: "¿No son todos espíritus ministradores, enviados para servicio a favor de los que serán herederos de la salvación?" (Heb 1:14)

Nos salvó, no por obras que nosotros hubiéramos hecho: "nos salvó, no por obras de justicia que nosotros hubiéramos hecho, sino por su misericordia, por el lavamiento de la regeneración y por la renovación en el Espíritu Santo," (Tit 3:5)

La palabra de Dios es viva: "Porque la palabra de Dios es viva y eficaz, y más cortante que toda espada de dos filos; y penetra hasta partir el alma y el espíritu, las coyunturas y los tuétanos, y discierne los pensamientos y las intenciones del corazón." (Heb 4:12)

Está establecido para los hombres: "Y de la manera que está establecido para los hombres que mueran una sola vez, y después de esto el juicio, / así también Cristo fue ofrecido una sola vez para llevar los pecados de muchos; y aparecerá por segunda vez, sin relación con el pecado, para salvar a los que le esperan." (Heb 9:27-28)

Fe es la certeza de lo que se espera: "Es, pues, la fe la certeza de lo que se espera, la convicción de lo que no se ve." (Heb 11:1)

Lo que se ve fue hecho de lo que no se veía: "Por la fe entendemos haber sido constituido el universo por la palabra de Dios, de modo que lo que se ve fue hecho de lo que no se veía." (Heb 11:3)

Sin fe es imposible agradar a Dios: "Pero sin fe es imposible agradar a Dios; porque es necesario que el que se acerca a Dios crea que le hay, y que es galardonador de los que le buscan." (Heb 11:6)

Por la fe Abraham obedeció: "Por la fe Abraham, siendo llamado, obedeció para salir al lugar que había de recibir como herencia; y salió sin saber a dónde iba." (Heb 11:8)

Todos participan de la disciplina: "Pero si se os deja sin disciplina, de la cual todos han sido participantes, entonces sois bastardos, y no hijos. / Por otra parte, tuvimos a nuestros padres terrenales que nos disciplinaban, y los venerábamos. ¿Por qué no obedeceremos mucho mejor al Padre de los espíritus, y viviremos?" (Heb 12:8-9)

La hospitalidad puede hospedar ángeles sin saberlo: "No os olvidéis de la hospitalidad, porque por ella algunos, sin saberlo, hospedaron ángeles." (Heb 13:2)

Tened por sumo gozo cuando os halléis en diversas pruebas: "Hermanos míos, tened por sumo gozo cuando os halléis en diversas pruebas, / sabiendo que la prueba de vuestra fe produce paciencia." (Stg 1:2-3)

Mas tenga la paciencia su obra completa: "Mas tenga la paciencia su obra completa, para que seáis perfectos y cabales, sin que os falte cosa alguna." (Stg 1:4)

Bienaventurado el varón que soporta la tentación: "Bienaventurado el varón que soporta la tentación; porque cuando haya resistido la prueba, recibirá la corona de vida, que Dios ha prometido a los que le aman." (Stg 1:12)

Dios no tienta a nadie: "Cuando alguno es tentado, no diga que es tentado de parte de Dios; porque Dios no puede ser tentado por el mal, ni él tienta a nadie;" (Stg 1:13)

Cada uno es tentado: "sino que cada uno es tentado, cuando de su propia concupiscencia es atraído y seducido." (Stg 1:14)

La concupiscencia concibe y da a luz el pecado: "Entonces la concupiscencia, después que ha concebido, da a luz el pecado; y el pecado, siendo consumado, da a luz la muerte." (Stg 1:15)

Tardo para airarse: "Por esto, mis amados hermanos, todo hombre sea pronto para oír, tardo para hablar, tardo para airarse; / porque la ira del hombre no obra la justicia de Dios." (Stg 1:19-20)

La religión pura delante de Dios Padre: "La religión pura y sin mácula delante de Dios el Padre es ésta: Visitar a los huérfanos y a las viudas en sus tribulaciones, y guardarse sin mancha del mundo." (Stg 1:27)

Dios ha elegido a los pobres: "Hermanos míos amados, oíd: ¿No ha elegido Dios a los pobres de este mundo, para que sean ricos en fe y herederos del reino que ha prometido a los que le aman?" (Stg 2:5)

La fe sin obras es muerta: "Hermanos míos, ¿de qué aprovechará si alguno dice que tiene fe, y no tiene obras? ¿Podrá la fe salvarle? / Y si un hermano o una hermana están desnudos, y tienen necesidad del mantenimiento de cada día, / y alguno de vosotros les dice: Id en paz, calentaos y saciaos, pero no les dais las cosas que son necesarias para el cuerpo, ¿de qué aprovecha? /Así también la fe, si no tiene obras, es muerta en sí misma." (Stg 2:14-17)

Abraham fue perfeccionado por las obras: "¿No fue justificado por las obras Abraham nuestro padre, cuando ofreció a su hijo Isaac sobre el altar? / ¿No ves que la fe actuó juntamente con sus obras, y que la fe se perfeccionó por las obras?" (Stg 2:21-22)

El cuerpo sin espíritu está muerto: "Porque como el cuerpo sin espíritu está muerto, así también la fe sin obras está muerta." (Stg 2:26)

No tenéis lo que deseáis, porque no pedís: "Codiciáis, y no tenéis; matáis y ardéis de envidia, y no podéis alcanzar; combatís y lucháis, pero no tenéis lo que deseáis, porque no pedís." (Stg 4:2)

Pedís, y no recibís: "Pedís, y no recibís, porque pedís mal, para gastar en vuestros deleites." (Stg 4:3)

La amistad del mundo es enemistad contra Dios: "¡Oh almas adúlteras! ¿No sabéis que la amistad del mundo es enemistad contra Dios? Cualquiera, pues, que quiera ser amigo del mundo, se constituye enemigo de Dios." (Stg 4:4)

Dios resiste a los soberbios: "Pero él da mayor gracia. Por esto dice: Dios resiste a los soberbios, y da gracia a los humildes." (Stg 4:6)

Resistid al diablo: "Someteos, pues, a Dios; resistid al diablo, y huirá de vosotros." (Stg 4:7)

¿Qué es vuestra vida?: "cuando no sabéis lo que será mañana. Porque ¿qué es vuestra vida? Ciertamente es neblina que se aparece por un poco de tiempo, y luego se desvanece." (Stg 4:14)

Aguardando la lluvia temprana y la tardía: "Por tanto, hermanos, tened paciencia hasta la venida del Señor. Mirad cómo el labrador espera el precioso fruto de la tierra, aguardando con paciencia hasta que reciba la lluvia temprana y la tardía." (Stg 5:7)

Habéis oído de la paciencia de Job: "He aquí, tenemos por bienaventurados a los que sufren. Habéis oído de la paciencia de Job, y habéis visto el fin del Señor, que el Señor es muy misericordioso y compasivo." (Stg 5:11)

No juréis: "Pero sobre todo, hermanos míos, no juréis, ni por el cielo, ni por la tierra, ni por ningún otro juramento; sino que vuestro sí sea sí, y vuestro no sea no, para que no caigáis en condenación." (Stg 5:12)

¿Está alguno enfermo entre vosotros?: "¿Está alguno enfermo entre vosotros? Llame a los ancianos de la iglesia, y oren por él, ungiéndole con aceite en el nombre del Señor." (Stg 5:14)

La oraión eficaz del justo puede mucho: "Confesaos vuestras ofensas unos a otros, y orad unos por otros, para que seáis sanados. La oración eficaz del justo puede mucho." (Stg 5:16)

Fe y esperanza sean en Dios: "y mediante el cual creéis en Dios, quien le resucitó de los muertos y le ha dado gloria, para que vuestra fe y esperanza sean en Dios." (1P 1:21)

Palabra de Dios que vive: "siendo renacidos, no de simiente corruptible, sino de incorruptible, por la palabra de Dios que vive y permanece para siempre." (1P 1:23)

Toda carne es como hierba: "Porque: Toda carne es como hierba, Y toda la gloria del hombre como flor de la hierba. La hierba se seca, y la flor se cae; / Mas la palabra del Señor permanece para siempre. Y ésta es la palabra que por el evangelio os ha sido anunciada." (1P 1:24-25)

Desead como niños recién nacidos, la leche espiritual: "desead, como niños recién nacidos, la leche espiritual no adulterada, para que por ella crezcáis para salvación," (1P 2:2)

Vosotros sois linaje escogido, real sacerdocio: "Mas vosotros sois linaje escogido, real sacerdocio, nación santa, pueblo adquirido por Dios, para que anunciéis las virtudes de aquel que os llamó de las tinieblas a su luz admirable;" (1P 2:9)

Vosotros antes, no erais pueblo: "vosotros que en otro tiempo no erais pueblo, pero que ahora sois pueblo de Dios; que en otro tiempo no habíais alcanzado misericordia, pero ahora habéis alcanzado misericordia." (1P 2:10)

Como extranjeros y peregrinos: "Amados, yo os ruego como a extranjeros y peregrinos, que os abstengáis de los deseos carnales que batallan contra el alma," (1P 2:11)

Si sufrís, y lo soportáis: "Pues ¿qué gloria es, si pecando sois abofeteados, y lo soportáis? Mas si haciendo lo bueno sufrís, y lo soportáis, esto ciertamente es aprobado delante de Dios." (1P

2:20)

Para esto fuisteis llamados: "Pues para esto fuisteis llamados; porque también Cristo padeció por nosotros, dejándonos ejemplo, para que sigáis sus pisadas;" (1P 2:21)

Por cuyas heridas: "quien llevó él mismo nuestros pecados en su cuerpo sobre el madero, para que nosotros, estando muertos a los pecados, vivamos a la justicia; y por cuya herida fuisteis sanados." (1P 2:24)

No devolver mal por mal: "no devolviendo mal por mal, ni maldición por maldición, sino por el contrario, bendiciendo, sabiendo que fuisteis llamados para que heredaseis bendición." (1P 3:9)

Apártese del mal y haga el bien: "Porque: El que quiere amar la vida Y ver días buenos, Refrene su lengua de mal, Y sus labios no hablen engaño; / Apártese del mal, y haga el bien; Busque la paz, y sígala." (1P 3:10-11)

Los ojos del Señor están sobre los justos: "Porque los ojos del Señor están sobre los justos, Y sus oídos atentos a sus oraciones; Pero el rostro del Señor está contra aquellos que hacen el mal." (1P 3:12)

Si seguís el bien: "¿Y quién es aquel que os podrá hacer daño, si vosotros seguís el bien?" (1P 3:13)

Padecer haciendo el bien: "Porque mejor es que padezcáis haciendo el bien, si la voluntad de Dios así lo quiere, que haciendo el mal." (1P 3:17)

Arrepentimiento del tiempo pasado: "Baste ya el tiempo pasado para haber hecho lo que agrada a los gentiles, andando en lascivias, concupiscencias, embriagueces, orgías, disipación y abominables idolatrías." (1P 4:3)

Ha sido predicado el evangelio a los muertos: "Porque por esto también ha sido predicado el evangelio a los muertos, para que sean juzgados en carne según los hombres, pero vivan en espíritu según Dios." (1P 4:6)

El fin de todas las cosas se acerca: "Mas el fin de todas las cosas se acerca; sed, pues, sobrios, y velad en oración." (1P 4:7)

El amor cubrirá multitud de pecados: "Y ante todo, tened entre vosotros ferviente amor; porque el amor cubrirá multitud de pecados." (1P 4:8)

Cada uno según el don que ha recibido: "Cada uno según el don que ha recibido, minístrelo a los otros, como buenos administradores de la multiforme gracia de Dios." (1P 4:10)

Los que son vituperados por el nombre de Cristo, son bienaventurados: "Amados, no os sorprendáis del fuego de prueba que os ha sobrevenido, como si alguna cosa extraña os aconteciese, / sino gozaos por cuanto sois participantes de los padecimientos de Cristo, para que también en la revelación de su gloria os gocéis con gran alegría.

/ Si sois vituperados por el nombre de Cristo, sois bienaventurados, porque el glorioso Espíritu de Dios reposa sobre vosotros. Ciertamente, de parte de ellos, él es blasfemado, pero por vosotros es glorificado." (1P 4:12-14)

No teniendo señorío: "Apacentad la grey de

Dios que está entre vosotros, cuidando de ella, no por fuerza, sino voluntariamente; no por ganancia deshonesta, sino con ánimo pronto; / no como teniendo señorío sobre los que están a vuestro cuidado, sino siendo ejemplos de la grey. / Y cuando aparezca el Príncipe de los pastores, vosotros recibiréis la corona incorruptible de gloria." (1P 5:2-4)

Dios resiste a los soberbios: "Igualmente, jóvenes, estad sujetos a los ancianos; y todos, sumisos unos a otros, revestíos de humildad; porque: Dios resiste a los soberbios, Y da gracia a los humildes." (1P 5:5)

El diablo, como león rugiente: "Sed sobrios, y velad; porque vuestro adversario el diablo, como león rugiente, anda alrededor buscando a quien devorar;" (1P 5:8)

Añadid a vuestra fe virtud: "vosotros también, poniendo toda diligencia por esto mismo, añadid a vuestra fe virtud; a la virtud, conocimiento; / al conocimiento, dominio propio; al dominio propio, paciencia; a la paciencia, piedad; / a la piedad, afecto fraternal; y al afecto fraternal, amor." (2P 1:5-7)

Para el Señor un día es como mil años:
"Mas, oh amados, no ignoréis esto: que para con
el Señor un día es como mil años, y mil años
como un día." (2P 3:8)

El día del Señor vendrá como ladrón: "Pero
el día del Señor vendrá como ladrón en la
noche; en el cual los cielos pasarán con grande
estruendo, y los elementos ardiendo serán
deshechos, y la tierra y las obras que en ella hay
serán quemadas." (2P 3:10)

Esperamos cielos nuevos y tierra nueva:
"esperando y apresurándoos para la venida del
día de Dios, en el cual los cielos, encendiéndose,
serán deshechos, y los elementos, siendo
quemados, se fundirán! / Pero nosotros esperamos,
según sus promesas, cielos nuevos y tierra nueva,
en los cuales mora la justicia." (2P 3:12-13)

**El que dice: Yo le conozco y no guarda sus
mandamientos:** "El que dice: Yo le conozco, y
no guarda sus mandamientos, el tal es mentiroso,
y la verdad no está en él; / pero el que guarda
su palabra, en éste verdaderamente el amor de

Dios se ha perfeccionado; por esto sabemos que estamos en él." (1Jn 2:4-5)

No améis al mundo, ni las cosas que están en el mundo: "No améis al mundo, ni las cosas que están en el mundo. Si alguno ama al mundo, el amor del Padre no está en él." (1Jn 2:15)

No proviene del Padre: "Porque todo lo que hay en el mundo, los deseos de la carne, los deseos de los ojos, y la vanagloria de la vida, no proviene del Padre, sino del mundo." (1Jn 2:16)

El mundo pasa, y sus deseos: "Y el mundo pasa, y sus deseos; pero el que hace la voluntad de Dios permanece para siempre." (1Jn 2:17)

Anticristo (sectas) "Hijitos, ya es el último tiempo; y según vosotros oísteis que el anticristo viene, así ahora han surgido muchos anticristos; por esto conocemos que es el último tiempo. / Salieron de nosotros, pero no eran de nosotros; porque si hubiesen sido de nosotros, habrían permanecido con nosotros; pero salieron para que se manifestase que no todos son de nosotros." (1Jn 2:18-19)

¿Quién es el mentiroso?: "¿Quién es el mentiroso, sino el que niega que Jesús es el Cristo? Éste es anticristo, el que niega al Padre y al Hijo." (1Jn 2:22)

Todo aquel que niega al Hijo: "Todo aquel que niega al Hijo, tampoco tiene al Padre. El que confiesa al Hijo, tiene también al Padre." (1Jn 2:23)

Amemos de hecho y en verdad: "Pero el que tiene bienes de este mundo y ve a su hermano tener necesidad, y cierra contra él su corazón, ¿cómo mora el amor de Dios en él? / Hijitos míos, no amemos de palabra ni de lengua, sino de hecho y en verdad. / Y en esto conocemos que somos de la verdad, y aseguraremos nuestros corazones delante de él;" (1Jn 3:16-18)

Falso profeta: "Amados, no creáis a todo espíritu, sino probad los espíritus si son de Dios; porque muchos falsos profetas han salido por el mundo." (1Jn 4:1)

Confesar que Cristo vino en carne: "En esto conoced el Espíritu de Dios: Todo espíritu que confiesa que Jesucristo ha venido en carne, es de

Dios;" (1Jn 4:2)

Todo espíritu que no confiesa a Jesús: "y todo espíritu que no confiesa que Jesucristo ha venido en carne, no es de Dios; y éste es el espíritu del anticristo, el cual vosotros habéis oído que viene, y que ahora ya está en el mundo." (1Jn 4:3)

Diferencia entre el espíritu de verdad y el espíritu de error: "Nosotros somos de Dios; el que conoce a Dios, nos oye; el que no es de Dios, no nos oye. En esto conocemos el espíritu de verdad y el espíritu de error." (1Jn 4:6)

El amor es de Dios: "Amados, amémonos unos a otros; porque el amor es de Dios. Todo aquel que ama, es nacido de Dios, y conoce a Dios" (1n 4:7)

No en que nosotros hayamos amado a Dios: "En esto consiste el amor: no en que nosotros hayamos amado a Dios, sino en que él nos amó a nosotros, y envió a su Hijo en propiciación por nuestros pecados." (1Jn 4:10)

Todo aquel que confiese que Jesús es el

Hijo de Dios: "Todo aquel que confiese que Jesús es el Hijo de Dios, Dios permanece en él, y él en Dios." (1Jn 4:15)

El que no ama a su hermano a quien ha visto: "Si alguno dice: Yo amo a Dios, y aborrece a su hermano, es mentiroso. Pues el que no ama a su hermano a quien ha visto, ¿cómo puede amar a Dios a quien no ha visto?" (1Jn 4:20)

Todo lo que es nacido de Dios vence al mundo: "Porque todo lo que es nacido de Dios vence al mundo; y ésta es la victoria que ha vencido al mundo, nuestra fe." (1Jn 5:4)

El que cree que Jesús es el Hijo de Dios: "¿Quién es el que vence al mundo, sino el que cree que Jesús es el Hijo de Dios?" (1Jn 5:5)

Dios nos ha dado vida eterna: "Y éste es el testimonio: que Dios nos ha dado vida eterna; y esta vida está en su Hijo." (1Jn 5:11)

El que tiene al Hijo, tiene la vida: "El que tiene al Hijo, tiene la vida; el que no tiene al Hijo de Dios no tiene la vida." (1Jn 5:12)

Si pedimos alguna cosa conforme a su voluntad: "Y ésta es la confianza que tenemos en él, que si pedimos alguna cosa conforme a su voluntad, él nos oye. / Y si sabemos que él nos oye en cualquiera cosa que pidamos, sabemos que tenemos las peticiones que le hayamos hecho." (1Jn 5:14-15)

Amado, yo deseo que tú seas prosperado: "Amado, yo deseo que tú seas prosperado en todas las cosas, y que tengas salud, así como prospera tu alma." (3Jn 1:2)

Bienaventurado los que guardan las coas escritas: "Bienaventurado el que lee, y los que oyen las palabras de esta profecía, y guardan las cosas en ella escritas; porque el tiempo está cerca." (Ap 1:3)

He aquí viene con las nubes: "He aquí que viene con las nubes, y todo ojo le verá, y los que le traspasaron; y todos los linajes de la tierra harán lamentación por él. Sí, amén." (Ap 1:7)

Yo soy el Alfa y la Omega: "Yo soy el Alfa y la Omega, principio y fin, dice el Señor, el que es y que era y que ha de venir, el Todopoderoso." (Ap 1:8)

Has dejado tu primer amor: "Pero tengo contra ti, que has dejado tu primer amor. / Recuerda, por tanto, de dónde has caído, y arrepiéntete, y haz las primeras obras; pues si no, vendré pronto a ti, y quitaré tu candelero de su lugar, si no te hubieres arrepentido." (Ap 2:4-5)

El que tiene oído, oiga lo que el Espíritu dice: "El que tiene oído, oiga lo que el Espíritu dice a las iglesias. Al que venciere, le daré a comer del árbol de la vida, el cual está en medio del paraíso de Dios." (Ap 2:7)

Sé fiel hasta la muerte: "No temas en nada lo que vas a padecer. He aquí, el diablo echará a algunos de vosotros en la cárcel, para que seáis probados, y tendréis tribulación por diez días. Sé fiel hasta la muerte, y yo te daré la corona de la vida." (Ap 2:10)

Ni eres frío ni caliente: "Yo conozco tus obras, que ni eres frío ni caliente. ¡Ojalá fueses frío o caliente! / Pero por cuanto eres tibio, y no frío ni caliente, te vomitaré de mi boca." (Ap 3:15-16)

Sé celoso y arrepiéntete: "Yo reprendo y castigo a todos los que amo; sé, pues, celoso, y arrepiéntete."

He aquí yo estoy a la puerta: "He aquí, yo estoy a la puerta y llamo; si alguno oye mi voz y abre la puerta, entraré a él, y cenaré con él, y él conmigo." (Ap 3:19-20)

Incienso, son las oraciones de los santos: "Y cuando hubo tomado el libro, los cuatro seres vivientes y los veinticuatro ancianos se postraron delante del Cordero; todos tenían arpas, y copas de oro llenas de incienso, que son las oraciones de los santos;" (Ap 5:8)

Se paró ante el altar, con un incensario de oro: "Otro ángel vino entonces y se paró ante el altar, con un incensario de oro; y se le dio mucho incienso para añadirlo a las oraciones de todos los santos, sobre el altar de oro que estaba delante del trono." (Ap 8:3)

El humo del incienso con las oraciones de los santos: "Y de la mano del ángel subió a la presencia de Dios el humo del incienso con las oraciones de los santos." (Ap 8:4)

El ángel tomó el incensario: "Y el ángel tomó el incensario, y lo llenó del fuego del altar, y lo arrojó a la tierra; y hubo truenos, y voces, y relámpagos, y un terremoto." (Ap 8:5)

La marca de la bestia: "Y hacía que a todos, pequeños y grandes, ricos y pobres, libres y esclavos, se les pusiese una marca en la mano derecha, o en la frente; / y que ninguno pudiese comprar ni vender, sino el que tuviese la marca o el nombre de la bestia, o el número de su nombre. / Aquí hay sabiduría. El que tiene entendimiento, cuente el número de la bestia, pues es número de hombre. Y su número es seiscientos sesenta y seis." (Ap 13:16-18)

Los 144.000 redimidos: "Y cantaban un cántico nuevo delante del trono, y delante de los cuatro seres vivientes, y de los ancianos; y nadie podía aprender el cántico sino aquellos ciento cuarenta y cuatro mil que fueron redimidos de entre los de la tierra." (Ap 14:3)

Oí una voz desde el cielo: "Oí una voz que desde el cielo me decía: Escribe: Bienaventurados de aquí en adelante los muertos que mueren en el Señor. Sí, dice el Espíritu, descansarán de sus trabajos, porque sus obras con ellos siguen." (Ap 14:13)

Bienaventurado el que tiene parte en la primera resurrección: "Bienaventurado y santo el que tiene parte en la primera resurrección; la segunda muerte no tiene potestad sobre éstos, sino que serán sacerdotes de Dios y de Cristo, y reinarán con él mil años." (Ap 20:6)

Los que están escritos en el libro de la vida y los que no: "Y vi a los muertos, grandes y pequeños, de pie ante Dios; y los libros fueron abiertos, y otro libro fue abierto, el cual es el libro de la vida; y fueron juzgados los muertos por las cosas que estaban escritas en los libros, según sus obras. / Y el mar entregó los muertos que había en él; y la muerte y el Hades entregaron los muertos que había en ellos; y fueron juzgados cada uno según sus obras. / Y la muerte y el Hades fueron lanzados al lago de fuego. Ésta es la muerte segunda. / Y el que no se halló inscrito en el libro de la vida fue lanzado al lago de fuego." (Ap 20:12-15)

El primer cielo y la primera tierra pasaron; "Vi un cielo nuevo y una tierra nueva; porque el primer cielo y la primera tierra pasaron, y el mar ya no existía más." (Ap 21:1)

Enjugará Dios toda lágrima de los ojos, y ya no habrá muerte: "Enjugará Dios toda lágrima de los ojos de ellos; y ya no habrá muerte, ni habrá más llanto, ni clamor, ni dolor; porque las primeras cosas pasaron." (Ap 21:4)

El que venciere heredará todas las cosas: "El que venciere heredará todas las cosas, y yo seré su Dios, y él será mi hijo." (Ap 21:7)

La muerte segunda: "Pero los cobardes e incrédulos, los abominables y homicidas, los fornicarios y hechiceros, los idólatras y todos los mentirosos tendrán su parte en el lago que arde con fuego y azufre, que es la muerte segunda." (Ap 21:8)

Solamente los que están inscritos en el libro de la vida del Cordero: "No entrará en ella ninguna cosa inmunda, o que hace abominación y mentira, sino solamente los que están inscritos en el libro de la vida del Cordero." (Ap 21:27)

Reinarán por los siglos de los siglos: "No habrá allí más noche; y no tienen necesidad de luz de lámpara, ni de luz del sol, porque Dios el Señor los iluminará; y reinarán por los siglos de los siglos." (Ap 22:5)

Bienaventurado el que guarda las palabras: "¡He aquí, vengo pronto! Bienaventurado el que guarda las palabras de la profecía de este libro." (Ap 22:7)

Para recompensar a cada uno según sea su obra: "He aquí yo vengo pronto, y mi galardón conmigo, para recompensar a cada uno según sea su obra." (Ap 22:12)

Yo soy el Alfa y la Omega: "Yo soy el Alfa y la Omega, el principio y el fin, el primero y el último." (Ap 22:13)

Todo aquel que ama y hace mentira: "Mas los perros estarán fuera, y los hechiceros, los fornicarios, los homicidas, los idólatras, y todo aquel que ama y hace mentira." (Ap 22:15)

El que quiera, tome del agua de vida gratuitamente: "Y el Espíritu y la Esposa dicen:

Ven. Y el que oye, diga: Ven. Y el que tiene sed, venga; y el que quiera, tome del agua de la vida gratuitamente." (Ap 22:17)

Si alguno añadiere a estas cosas: "Yo testifico a todo aquel que oye las palabras de la profecía de este libro: Si alguno añadiere a estas cosas, Dios traerá sobre él las plagas que están escritas en este libro." (Ap 22:18)

Si alguno quitare de las palabras del libro: "Y si alguno quitare de las palabras del libro de esta profecía, Dios quitará su parte del libro de la vida, y de la santa ciudad y de las cosas que están escritas en este libro." (Ap 22:19)

"El que da testimonio de estas cosas dice: Ciertamente vengo en breve. Amén; sí, ven, Señor Jesús." (Ap 22:20)

"La gracia de nuestro Señor Jesucristo sea con todos vosotros. Amén." (Ap 22:21)

Fin